Virensicher

Wichtiger Hinweis

Die Anleitungen, Informationen und Empfehlungen in diesem Buch sind praxiserprobt. Dennoch kann keine Garantie für die Richtigkeit des Inhaltes übernommen werden, da sich das medizinische Wissen ständig erweitert und unterschiedliche Auffassungen in Fachkreisen bestehen. Die Meinungen des Autors weichen teilweise erheblich von den an den Universitäten vermittelten Lehrmeinungen ab, werden aber von vielen ganzheitlichen Therapeuten ebenfalls beachtet. Im Zweifel und bei Erkrankungen sollten Sie immer kompetenten ärztlichen Rat einholen, den dieser Ratgeber nicht ersetzen kann.

Autor und Verlag übernehmen keine Haftung für eventuelle Schäden oder Nachteile, die aus der Anwendung der in diesem Buch beschriebenen Methoden und praktischen Hinweise erwachsen sollten.

Es sei an dieser Stelle ausdrücklich darauf hingewiesen, dass es sich bei diesem Buch weder um Werbung für die Praxis des Autors noch andere Naturheilpraxen, irgendwelche Therapieverfahren, medizinischen Geräte oder Medikamente handelt.

www.vivitaverlag.de

1. Auflage 2020
ISBN 978-3-945181-32-4

HAMMON

Cover, Satz und Bildauswahl: André Hammon
Lektoriat/Satzkorrekturen: Angelika May
Bilduntertitel: Andreas Nieswandt

Titelbild: 123rf.com, Bildnr.: 94301042, Urheber: evgenyatamanenko

Druck: Westermann, Zwickau auf FSC®-Papier

FSC www.fsc.org MIX Papier aus verantwortungsvollen Quellen FSC® C110508

Andreas Nieswandt

heile dich

Virensicher

VIVITA®

6 Vorwort

10 Das Einfallstor stärken

16 Immun für immer?

17 Atemtraining
18 KONTRAINDIKATIONEN
20 ATEMTRAINING NACH WIM HOF
24 ATEMTRAINING NACH DR. BUTEYKO
26 Kontrollpause
31 Atemtraining – Übungen
32 Zwerchfellatmung
33 Nase freimachen
35 Reduzierte Atmung
39 Schritte mit angehaltener Luft
41 Kurzes, häufiges Luftanhalten
42 Richtige Atmung beim Sport
44 ATEMTRAINING MIT DEM ATEMTRAI NINGS- UND INHALATIONSGERÄT NACH FROLOV
45 ATEMTRAINING MIT SYSTEM
48 Kältetraining

Schnell wirkende Mittel und Prophylaxe 52

Schüßler-Salze 52
Homöopathie 60
Komplexmittel-Homöopathie 66
Gemmomazerate und Tinkturen 80
GEMMOMAZERATE 84
TINKTUREN 90

Was kann ich noch tun? 108

Immunkost 108
Antivirale Ernährung 115
Leber-, Nieren- und Gallenblasenreinigung 121
Worte der Kraft 125

Nachwort 137

Anhang 139

Vorwort

Der menschliche Körper wird aus geschätzten 70 Billionen körpereigenen Zellen aufgebaut. Doch diese Zellen bilden nur etwa 10% der Besiedelung im Körper ab, denn der Körper wird darüber hinaus von zehnmal so vielen Viren, Bakterien, Hefen und Pilzen, kurz Mikroben oder Mikroorganismen besiedelt. Im Körper tobt deshalb ein ständiger Kampf zwischen Kräften, die den Körper aufbauen und erhalten wollen, und polaren Kräften, die in den Körper eindringen und ihn für Ihre eigenen Zwecke nutzen wollen, wobei sie den Wirt – den Menschen – im schlimmsten Fall rücksichtslos zerstören.

Die Kräfte, die den Körper erhalten wollen, sind auf der einen Seite körpereigene Zellen, die die körpereigene Immunabwehr bilden und versuchen jeden schädlichen Eindringling zu eliminieren und unschädlich zu machen, auf der anderen Seite kann sich der Körper auf die Unterstützung seiner Verbündeten verlassen, nämlich gutgesonnene, probiotische Bakterien, die den Körper als Wirt nutzen und ihn deshalb unter Einsatz des eigenen Lebens gegen Eindringlinge verteidigen. Dieses Bündnis aus körpereigener Abwehr und hilfreichen Bakterien bildet das Immunsystem.

Die Haut bildet einen direkten Schutz vor unerwünschten Eindringlingen. Durch die Atmung und die Ernährung finden jedoch fremde Mikroben über Mund und Nase Einlass in den Körper. Es entscheidet sich bereits jetzt, wie weit der Eindringling in den Körper vordringen kann. Hier befindet sich der erste Abwehrring, an dem körpereigene Abwehrzellen und Antikörper zusammen mit befreundeten Bakterien den Kampf gegen die Eindringlinge aufnehmen. Überwindet der Fremdkörper diese Barriere, gelangt er entweder in die Atmungsorgane und kann die Lunge angreifen – wie in jüngster Zeit beim Coronavirus geschehen – oder der Eindringling überwindet diesen ersten Abwehrring und die anschließende Säureabwehr im Magen und kann weiter bis in den Darm vordringen. Von dort aus kann er leichte Symptome wie eine Darmverstimmung oder andere schwere Erkrankungen wie z.B. Cholera, die jedes Jahr 100.000 Menschen tötet, auslösen.

Leider wird durch die heutige Lebensführung die Immunabwehr des Körpers und seiner Verbündeten schwer geschädigt. Zuwenig Bewegung, vergiftete Böden und durch Feinstaub belastete Luft schwächen die körpereigene Immunabwehr. Zucker in der modernen Ernährung und in Softgetränken zerstören das bakterielle Abwehrfeld, so dass schädliche Eindringlinge die Abwehrringe des Körpers überwinden und in den Körper vordringen können.

Selbst das einfachste Verständnis der oben in Kurzform beschriebenen Zusammenhänge, zeichnet dem

Leser den Weg zum Erhalt seiner Kraft und Gesundheit vor. Die Schritte sind in sich sehr einfach:

- Den Körper durch Bewegung, richtige Atmung und Abhärtung kräftigen.
- Ernährung, die günstige Bakterienkulturen unterstützt.
- Ernährung, die gute Bakterien zuführt, wie z.B. fermentierte Lebensmittel.
- Ernährung meiden, die hilfreiche Bakterienkulturen zerstört.
- Notfalls hilfreiche Bakterienkulturen einnehmen.
- Bei Krankheit sanfte Medikamente zur Unterstützung verabreichen, die den Körper nicht weiter schwächen, sondern seine Immunabwehr unterstützen.

Wenn Sie die im vorliegenden Buch beschriebenen Techniken, Ernährungsempfehlungen und Medikamente befolgen, können Sie ein kraftvolles Bollwerk gegen zahlreiche Krankheit aufbauen.

In diesem Sinne wünsche ich Ihnen für Ihre Zukunft beste Gesundheit und unbändige Energie.

Ihr Andreas Nieswandt, Düsseldorf, September 2020

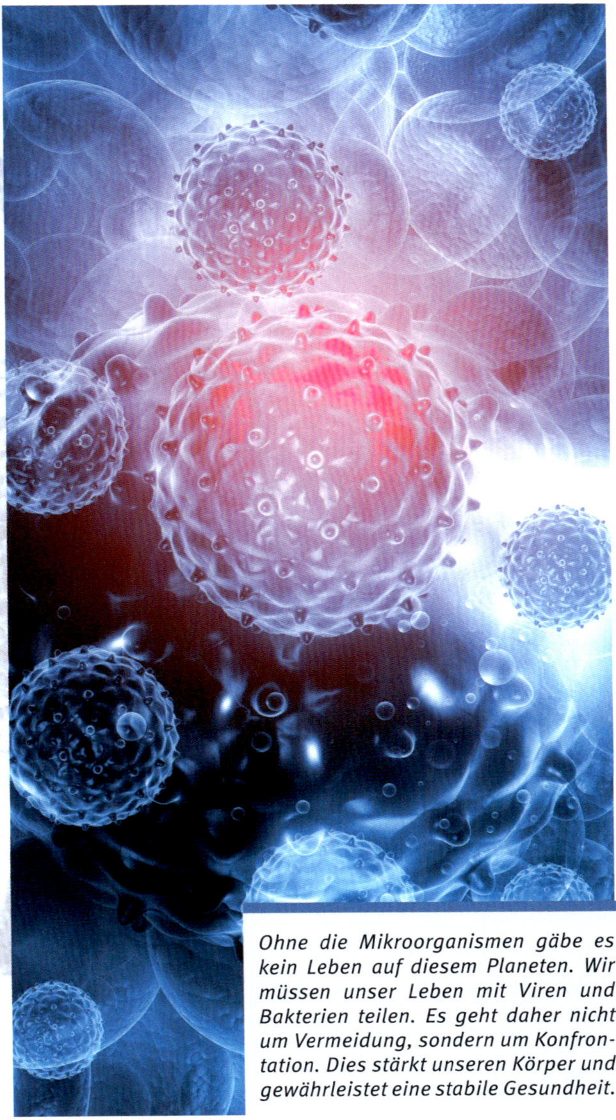

Ohne die Mikroorganismen gäbe es kein Leben auf diesem Planeten. Wir müssen unser Leben mit Viren und Bakterien teilen. Es geht daher nicht um Vermeidung, sondern um Konfrontation. Dies stärkt unseren Körper und gewährleistet eine stabile Gesundheit.

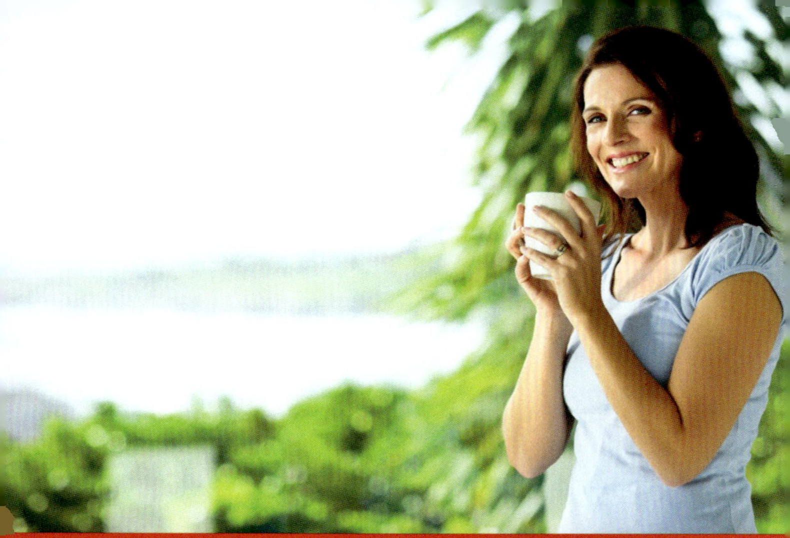

Das Einfallstor stärken

Im Mundraum gibt es über 700 verschiedene Bakterienarten, wobei nur etwa 30 bis 70 davon den Hauptbestandteil ausmachen. Dies sind probiotische Bakterien, die den Körper für ihre Besiedelung nutzen. Sie regulieren im Mund das biochemische Milieu und verteidigen den Körper vor dem Einfall rivalisierender Mikroben. Sie dienen dem Überleben unseres Körpers. Da bereits im Mundraum der Kampf gegen schädliche Viren und Bakterien beginnt, ist eine Unterstützung der probiotischen Bakterien aus heutiger Sicht sinnvoll. Dazu wird neben einer richtigen Zahnhygiene, die die Bakterienkulturen schont, empfohlen, wertvolle Lebensmitteln, die probiotische Kulturen enthalten und in regelmäßigen Abständen probiotische Kulturen in Form von Kapseln oder Lutschtabletten dem Körper zuzuführen.

Durch unsere falsche über viele Jahre oder Jahrzehnte lang gelebte Ernährungsweise mit hohem Zuckergehalt wird das in sich stabile Milieu grundlegend zu unseren Ungunsten verändert. In der Folge können Erreger über dieses Tor einfallen und den Körper besiedeln. Im schlimmsten Fall werden wir in der Folge schwerkrank, wenn unser Immunsystem nicht mehr in der Lage ist, zusammen mit den probiotischen Bakterien den Körper zu verteidigen.

Im Mundraum liegt aber auch eine erste Chance, den Körper mit nützlichen Bakterien zu besiedeln und die Abwehr direkt an der Eingangspforte zum Körper zu stärken.

Die einfachste Besiedelung erreichen Sie über eine ausgewogene Ernährung. Auf jeden Speiseplan gehören dazu fermentierte Speisen. Dies sind Speisen, in denen probiotische Bakterienstämme in großer Anzahl vorhanden sind. Über die Ernährung werden diese dem Körper zugeführt. Nahrungsquellen für probiotische Kulturen sind u.a. Sauerkraut, Kefir, Joghurt und Kombucha. Doch jeder Mensch, der sich für Fermentierung interessiert, kann die verschiedensten Speisen selbst in seiner Küche fermentieren. Im Buchhandel gibt es zahlreiche Bücher mit Rezepten zur Fermentierung, aber auch im Internet können Sie zahlreiche Rezepturen dazu finden.

Selbst gezogene Salate auf natürlichen, insektizid freien Böden sind eine Quelle zahlreicher hilfreicher Bakterienkulturen, ebenso wie jedes andere unbehandelte Obst und Gemüse.

Da viele Zahncremes und Mundwässer im Verdacht stehen, die Mundflora empfindlich zu stören, ist die Verwendung von Zahncreme mit natürlichen Stoffen, z.B. auf Basis von Mineralerde empfehlenswert. Die Zahncreme der Firma Phythopharma in Österreich ist in dieser Hinsicht vorbildlich, da neben sehr fein gemahlener Heilerde auch unterstützende ätherische Öle in der Zahncreme enthalten sind.

Eine wunderbare Methode, bei der Zahnpflege die probiotischen Bakterienkulturen zu schonen ist die Solo-Prophylaxe, bei der die Zähne sanft lokal gereinigt werden, so dass die Bakterienkulturen nicht zu sehr gestört werden. Inzwischen gibt es in zahlreichen Städten Zahnärzte, die Ihnen bei der Solo-Prophylaxe beratend zur Seite stehen.

Zur Unterstützung der Mundbesiedelung können auch über einen kurzen Zeitraum hinweg probiotische Kulturen als Lutschtablette eingenommen werden. So haben Studien gezeigt, dass die Einnahme von Streptococcus salivarius Zahnbelag und Karies reduziert, Halsentzündungen hemmt und Darmentzündungen bessert, d.h. vom Mund bis in den Darm wird das Immunsystem gegen Entzündungen gestärkt.

Streptococcus thermophilus stärkt nachweislich das Immunsystem älterer Menschen, lindert Infektio-

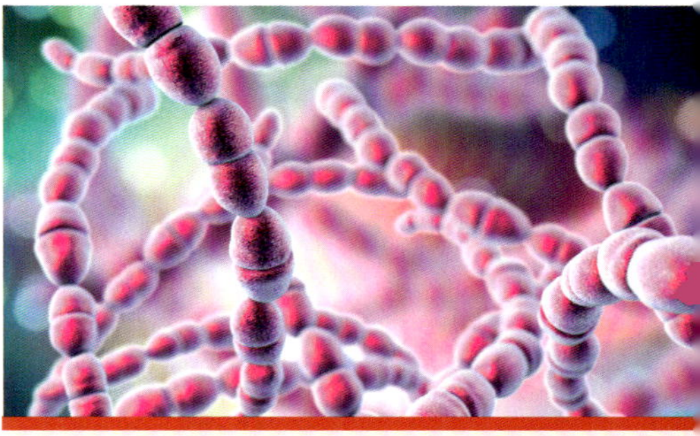

Probiotische Kulturen wie „Streptococcus thermophilus" stärken nachweislich das Immunsystem älterer Menschen.

nen und verbessert die Darmfunktionen.

In Apotheken können Sie Lutschtabletten mit probiotischen Bakterien für den Mundraum erhalten, aber auch Kapseln für den Darmbereich. Im Internet werden häufig Kapseln angeboten, die mehr als zehn verschiedene Bakterienstämme enthalten. Ich würde eher vom Gebrauch solcher Kapseln abraten, da zu viele verschiedene auf einmal zugeführte Stämme eventuell das körperliche Wohlbefinden eine Zeit lang durcheinanderbringen können. So beschweren sich immer wieder Menschen, dass sie nach der Einnahme von Kapseln mit zahlreichen verschiedenen Kulturen, Magenschmerzen bekamen. Hier ist manchmal weniger mehr, und deshalb würde ich nur Kapseln oder Tabletten mit wenigen ausgewählten Bakterienkulturen empfehlen.

Es ist durchaus sinnvoll erst einmal mit dem Mundbereich zu beginnen, da vom Mund aus die Besiedelung bis in die Nase, die Stirnhöhlen und Atemwege, sowie bis zur Speiseröhre stattfindet. Nach einer etwa vierwöchigen Bakterienkur für den Mundbereich, kann man dann mit einer Bakterienkur für den Darm beginnen. Lactobiogen der Firma Laves ist dazu gut geeignet und ist wegen seiner Bekanntheit in den vielen Apotheken vorrätig.

ZUSAMMENFASSUNG:

- *Essen Sie möglichst häufig fermentierte Speisen, wie Sauerkraut, Kefir, Kombucha und zahlreiche andere Lebensmittel, die Sie auch selbst fermentieren können. Nur wenige Menschen vertragen fermentierte Lebensmittel nicht.*
- *Essen Sie Obst, Salate und Gemüse möglichst in Demeterqualität oder besser noch aus dem eigenen Garten. Diese Lebensmittel spenden Ihnen zahlreiche verschiedene probiotische Kulturen.*
- *Putzen Sie die Zähne mit Zahncreme, die nicht die Bakterienkulturen im Mund zerstören. Zahncreme mit Heilerde oder die Solo-Prophylaxe ist dafür gut geeignet.*
- *Meiden Sie Mundwässer, außer diese sind für einen kurzen Zeitraum von Ihrem Zahnarzt verordnet. Mundwässer können im ungünstigsten Fall die Mundflora negativ beeinflussen und Ihre Immunabwehr dadurch schwächen.*

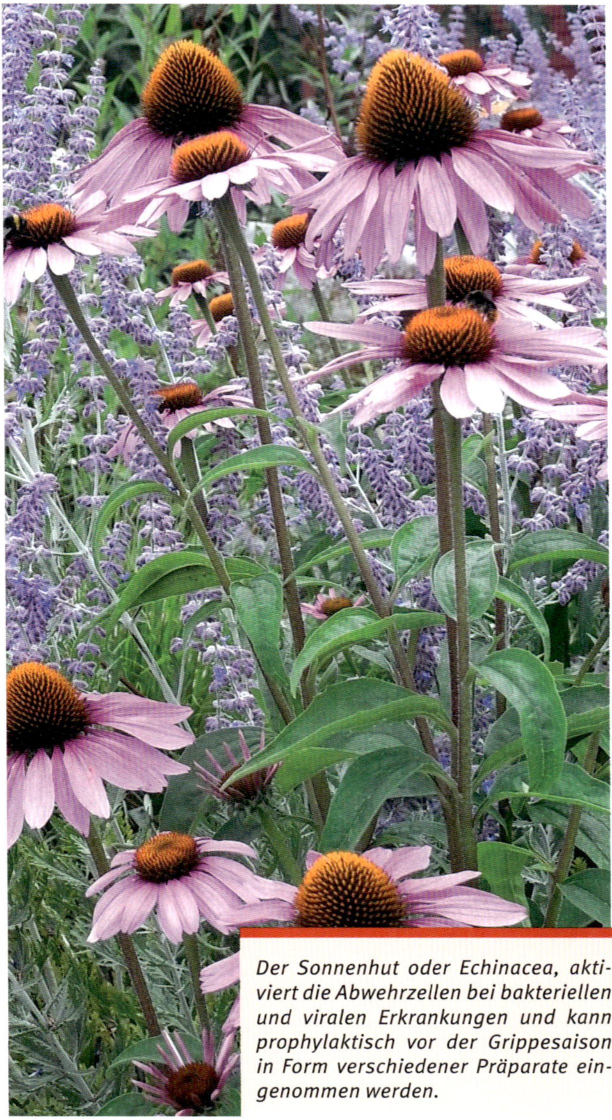

Der Sonnenhut oder Echinacea, aktiviert die Abwehrzellen bei bakteriellen und viralen Erkrankungen und kann prophylaktisch vor der Grippesaison in Form verschiedener Präparate eingenommen werden.

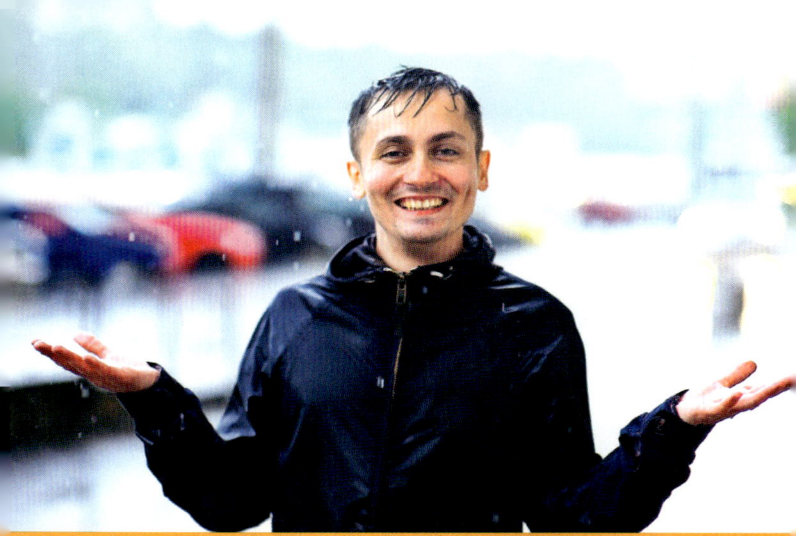

Immun für immer?

Bakterien und Viren erfordern ein Gesundheitstraining. In der Vergangenheit haben wir uns zurückgelehnt und andere Menschen über unsere Gesundheit bestimmen lassen. Wir wurden geimpft und bei kleinen Wehwehchen wurden uns Antibiotika, Virostatika, fiebersenkende oder andere Medikamente verabreicht. Dabei wurde uns die eigene Verantwortung für unsere Gesundheit genommen und in die Hände der Industrie und Politik gelegt. Doch die Corona-Krise hat gezeigt, dass unsere Gesellschaft Bedrohungen durch neue Krankheitserreger oftmals nicht gewachsen ist. Da bei neuen Erregern keine Impfstoffe vorhanden sind –

was scheinbar die einzige Waffe der Schulmedizin ist – müssen wir uns selbst in die Verantwortung nehmen, um unsere Gesundheit zu stärken und zu erhalten. Wir haben die alleinige Verantwortung für unsere Gesundheit und nicht der Staat. Wir müssen uns ein Leben lang um unsere Gesundheit kümmern, indem wir unseren Körper richtig kräftigen durch Bewegung, richtiges Atmen, ausgewogene Ernährung und Kälteexposition. So machen wir uns unabhängig von chemischer Verunreinigung des Körpers und Bevormundung durch staatliche Vorgaben.

Dabei gibt es verschiedene Techniken, die ich hier gegeneinander abwägen will, damit Sie größtmöglichen Nutzen aus diesem Buch ziehen.

Atemtraining

Ich möchte vorab bemerken, dass ich anders als in meinen anderen Büchern im Folgenden ausschließlich von Atemübungen sprechen will, die zum Training des Immunsystems geeignet sind. Dabei haben sich zwei verschiedene Systeme herauskristallisiert, die beide über die Jahre in hunderten von Studien in ihrer Wirksamkeit belegt wurden. Das eine System wird durch den Niederländer Wim Hof vertreten, der als Iceman weltweit bekannt wurde und zur Zeit der Drucklegung dieses Buches 20 Weltrekorde im Kälteaushalten innehält. Seine

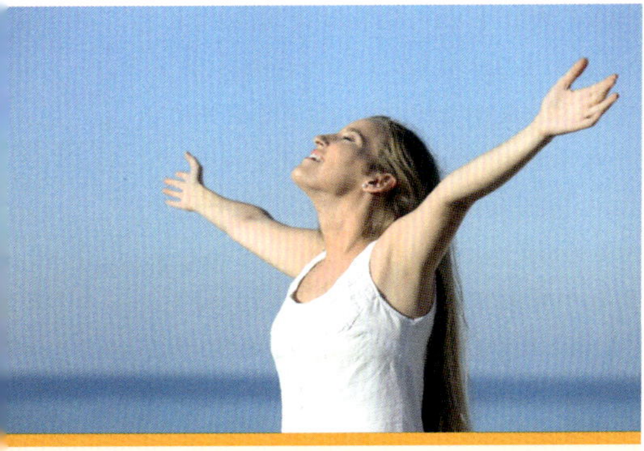

Atemtraining stärkt nachweislich das Immunsystem und die Lebenskraft.

Methode ist hinreichend in zahlreichen Studien in den Niederlanden belegt worden. Das andere Atemtraining wurde von Dr. Buteyko in Russland entwickelt und hat sich als effektiv bei der Wiederherstellung der Gesundheit bei zahlreichen Krankheiten bewährt. Buteykos Atemtraining kann wunderbar mit dem Kältetraining von Wim Hof kombiniert werden.

Kontraindikationen

Atemtraining stärkt nachweislich das Immunsystem. Menschen, denen Organe transplantiert wurden, dürfen die Atemübungen nicht ausüben, da es schlimmstenfalls zur Organabstoßung kommen kann. Dieselbe Warnung gilt auch für Fremdkörper wie z.B. Stents.

Ebenso sollten Sie auf die folgenden Übungen verzichten, wenn Sie unter einer der folgenden Krankheiten leiden:

- *während einer aktuellen Krebsbehandlung*

- *Epilepsie*
- *Schizophrenie*
- *Schmerzen in der Brustregion*
- *Erweiterungen der Blutgefäße (Aneurysmen)*
- *Herzprobleme*
- *Gehirntumore*
- *unbehandelte Schilddrüsenüberfunktion*

In diesem Falle nehmen Sie vorerst bis zur Besserung nur die im Buch angegebenen naturheilkundlichen Medikamente oder Nahrungsergänzungsmittel ein, gehen täglich – wenn möglich –mindestens 30 Minuten an der frischen Luft spazieren und achten auf Ihre Ernährung.

Sie dürfen nur mit der einfachen Übung Nr. 4 – kurzes, häufiges Luftanhalten – nach Dr. Buteyko beginnen, wenn Sie eines der folgenden Probleme haben:

- *Diabetes*
- *Migräne*
- *Angst*
- *Depressionen*
- *Asthma*

Da Atemübungen den Blutzucker positiv beeinflussen, sollten Diabetiker ihren Insulinbedarf gewissenhaft kontrollieren, um Unterzuckerung durch zu hohe Insulingaben zu vermeiden. Ein kleiner Snack nach den Atemübungen wäre empfehlenswert.

Wenn sich Ihre Kontrollwerte bessern, können Sie Ihr Atemtraining erweitern und andere Übungen hinzunehmen.

Nach diesen einleitenden Worten wollen wir uns nun mit zwei grundsätzlich verschiedenen Atemmethoden beschäftigen, so dass Sie die Möglichkeit haben, für sich zu entscheiden, welche Methode Sie bevorzugen.

ATEMTRAINING NACH WIM HOF

Wim Hof ist eine faszinierende Persönlichkeit, der in zahlreichen Studien die Wirksamkeit seines Atem- und Kältetrainings belegen konnte. So ist er am Nordpol nur mit Schuhen und kurzer Hose bekleidet einen Marathon gelaufen, ohne zuvor ein Lauftraining absolviert zu haben. Er bereitete sich ausschließlich mit seiner speziellen Atemübung auf den Marathon vor – ein für untrainierte Menschen tödliches Unterfangen. Mehrfach hat er zusammen mit seinen Schülern in Rekordzeit mit nacktem Oberkörper und

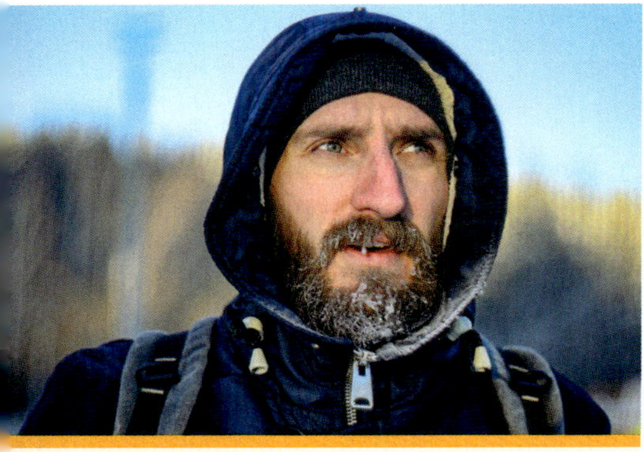

Kälte ist der primäre Schlüssel zu einem widerstandsfähigen Immunsystem.

kurzer Hose den Kilimandscharo bestiegen. In Studien konnte belegt werden, dass Wim Hof und seine Schüler durch das Wim-Hof-Training immun sind gegen gespritzte Krankheitserreger, indem sie willentlich das Immunsystem mit Atemübungen und Kältetraining kontrollieren.

Wim Hof unterrichtet sein Immuntraining auch online. Unter www.wimhof-methode.de kann man sich sein 12-Wochen-Programm zum Immuntraining ansehen. Dabei unterrichtet Wim Hof seine Zuschauer sowohl in seinen Atemübungen, als auch in Übungen aus dem Yoga und der Kälteexposition. Es ist ein sehr empfehlenswertes Programm für Menschen, die ein gutes Gesundheitslevel haben und dieses verbessern oder sogar Extremleistungen erbringen wollen.

- Bei der Atemübung wird ohne Pause schnell und tief ein- und wieder ausgeatmet. Dabei atmet man am Besten im Liegen, da die Atemübung so intensiv ist, dass dem Schüler schwindlig werden kann. Deswegen darf diese Atemübung niemals in der Badewanne, im Schwimmbecken oder beim Autofahren gemacht werden, da sonst Unfallgefahr besteht.
- Der Schüler atmet schnell und tief in den Bauch, füllt dann den Brustkorb mit Luft und atmet bis in den Kopf. Solch ein Atemzug dauert in der Regel nur ein bis zwei Sekunden. Anschließend lässt man

den Atem los und atmet tief aus. Dies wird dreißigmal wiederholt. Meist beginnt der Körper nach wenigen Atemzügen von den Füßen bis zum Kopf, zu kribbeln, das von den meisten Schülern als angenehm empfunden wird.

→ Nach 30 Atemzügen wird ein letztes Mal ausgeatmet und die Luft angehalten, solange man dies ohne Anstrengung vermag. Abschließend wird noch ein letztes Mal tief eingeatmet – diesmal vom Bauch bis hin zum Kopf – und die Luft noch einmal angehalten. Dabei presst man – ohne zu übertreiben, wie Wim Hof sagt – den Sauerstoff in seinen Kopf. Wim Hof erklärt dieses Gefühl des Pressens wie das Pressen auf der Toilette bei Verstopfung. Mit diesem Pressen hält man die Luft etwa 15 Sekunden an und atmet anschließend entspannt aus.

Diese Übung wird noch dreimal wiederholt, also dreißig tiefe, zügige Atemzüge vom Bauch bis zum Kopf, nach dem letzten Ausatmen die Luft so lange wie möglich anhalten, anschließend wieder tief einatmen, die Luft zum Kopf pressen, 15 Sekunden die Luft anhalten und anschließend normal atmen und entspannen.

Bitte stehen Sie nach der Übung nicht sofort auf, da Ihnen sonst evtl. schwindlig wird! Stattdessen bleiben Sie noch eine Zeit lang liegen oder im Sessel oder

Meditationssitz sitzen und entspannen sich, bis Sie sich bereit fühlen aufzustehen.

Mit jeder weiteren Atemfolge von dreißig Atemzügen werden Sie feststellen, dass Sie die Luft nach dem Ausatmen länger anhalten können. Nach der vierten Wiederholung konnte ich bereits als Anfänger die Luft knapp drei Minuten ohne Sauerstoffnot anhalten, da der Körper während des Feueratmens den Sauerstoff im Gewebe speichert und langsam wieder an die Körperzellen abgibt.

Im Anschluss an die Atemübung ist der Körper gut durchblutet und warm, so dass Sie mit dem Kältetraining beginnen können.

Ich selbst praktiziere die Atemübung nach Wim Hof nicht mehr, da es sich hier m.E. um eine Art der Hyperventilation handelt. Zwar sieht Wim Hof dies anders: Er erklärt seinen Schülern, dass diese Atemtechnik kontrolliert und Hyperventilation unkontrolliert ist. Insofern sei dies keine Form der Hyperventilation.

Seine beachtlichen Erfolge mögen ihm Recht geben, aber ich empfehle diese Methode nur Menschen, die sportliche Spitzenleistungen erbringen wollen. Menschen, die ihre Gesundheit sanft verbessern wollen, rate ich eher zu den Atemübungen nach Dr. Buteyko.

Studien, in denen die Wärmeausstrahlung um den Kopf herum gemessen wurde, zeigen, dass bei Hyperventilation die Temperatur im Kopf abnimmt – ein Beleg dafür, dass Hyperventilation zu Durchblutungsstörungen im Gehirn bzw. im gesamten Körper führen kann.

Dies erklärt dann auch das Kribbeln im Körper bei dieser intensiven Atemübung, welches oftmals fälschlicherweise als Energie interpretiert wird. Die sanften Übungen nach Dr. Buteyko verhindern dies, indem sanft und flach geatmet wird, wodurch sich Blutgefäße auf natürliche Weise erweitern.

ATEMTRAINING NACH DR. BUTEYKO

Der in der Ukraine geborene Arzt Dr. Buteyko beobachtete bei sterbenden Patienten spontan auftretende Atemmuster. Diese drückten sich durch tiefe, schnelle Atemzüge und Schnappatmung aus, die Buteyko als Zeichen schwerer Erkrankungen deutete. Er übertrug diese Deutung auf die Therapie anderer Gesundheitsstörungen und verfolgte dabei folgende Frage:

Wenn eine schwere Erkrankung von zu tiefer Atmung begleitet wird, ist es dann möglich, die Erkrankung zu heilen, indem man die Atmung korrigiert und weniger bzw. flacher atmet?

Buteyko litt seit Jahren an Bluthochdruck und entschloss sich, seine Theorie an sich selbst zu überprüfen. In den folgenden Wochen und Monaten zwang er sich, langsam und flach zu atmen. Dabei machte er die erstaunliche Entdeckung, dass er seine Medikamente nach und nach reduzieren und schließlich nach einigen Monaten Trainings absetzen konnte. Das war für ihn ein Durchbruch, der ihn überzeugte, dass Zivilisationskrankheiten eng mit einer falschen Atmung, nämlich der Überatmung verbunden sind. In den folgenden Jah-

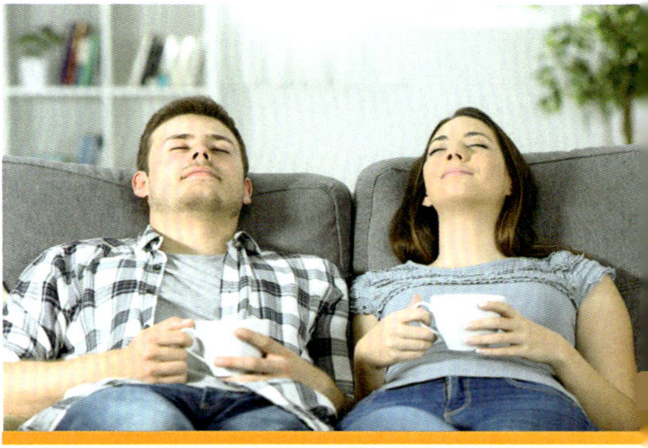

Flaches und entspanntes Atmen kann der Schlüssel zu mehr gesundheitlicher Stabilität sein.

ren studierte er an Patienten seine Theorie und schulte Gesunde und Kranke mit seiner Atemtechnik. In den folgenden Jahrzehnten konnte er Besserungen und Heilungen bei über 200 verschiedenen Erkrankungen feststellen. Inzwischen haben hunderte von Studien die Wirksamkeit seiner Atemtherapie bestätigt.

Bei Buteykos Atemübungen wird flach geatmet, so dass der CO_2-Gehalt im Blut ansteigt. In der Folge weiten sich die Blutgefäße, der Körper wird besser durchblutet, Blutdruck und Körperwärme werden besser reguliert, Entzündungen reduziert, die Verdauung gebessert und das Immunsystem gestärkt. Zahlreiche Studien konnten die Wirksamkeit dieser Übungen bei zahlreichen chronischen Erkrankungen belegen und trotz ihrer Vorzüge sind diese Übungen im Westen noch immer relativ wenig verbreitet.

Die Atemtechniken von Buteyko sind sanft und stärken langsam, aber stetig das Immunsystem. Die Übungen haben verschiedene Schwierigkeitsgrade, weswegen ich Ihnen hier eine Reihenfolge vorstellen will, die nach und nach Ihre Gesundheit und Ihr Immunsystem stärkt. Anfangs werden Sie etwa 20 bis 40 Minuten täglich trainieren müssen, aber nach einiger Zeit können Sie die Übungen in Ihren Alltag integrieren, so dass der Aufwand immer geringer wird. Machen Sie sich keine Sorgen, Ihr zeitlicher Aufwand wird von Ihrem Körper großzügig entschädigt durch mehr Energie, gesundheitliche Stabilität und andere Wohltaten, die Sie im Laufe der Zeit erfahren werden.

KONTROLLPAUSE (KP)

Bevor wir beginnen müssen wir jedoch erst einmal Ihre Kontrollpause messen. Die Kontrollpause ist die Anzahl der Sekunden, die Sie Ihren Atem nach dem Aushalten ohne Lufthunger anhalten können. Einfacher ausgedrückt:

Interpretation Anweisung

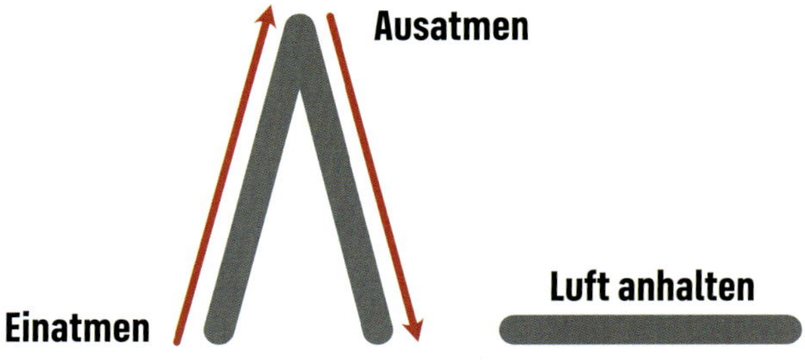

Alle Übungen werden mit Atmung durch die Nase ausgeführt. Um Ihnen die Ausführung der Übungen zu erleichtern, sind die Atembewegungen wie im Folgenden dargestellt skizziert:

- Legen Sie einen Timer oder eine Stoppuhr bereit.
- Sitzen Sie gerade.
- Atmen Sie zehnmal durch die Nase sanft ein und aus.
- Nach dem letzten Ausatmen halten Sie bitte mit Daumen und Zeigefinger Ihre Nase zu und stoppen die Zeit, bis Sie wieder einen Drang verspüren, einzuatmen. Damit ist nicht ein psychologischer Drang gemeint, sondern ein leichter Hunger nach Luft, bei dem der Körper Reaktionen zeigt, wie z.B. ein Ruckeln oder Zucken des Zwerchfells. Sobald Sie also Lufthunger verspüren, lassen Sie die Nase los, atmen normal ein und stoppen den Timer.
- Notieren Sie die Sekunden, die Sie die Luft angehalten haben. Achten Sie darauf, dass Sie normal einatmen und Ihr Atemrhythmus ruhig bleibt. Haben Sie das Bedürfnis mehrfach tief ein- und auszuatmen, haben Sie die Luft zu lange angehalten. In diesem Fall wiederholen Sie bitte den Test, bis er korrekt ist.

Hier ein Beispiel für einen fehlerhaften Test: Der Patient atmet nach dem Test zu tief und schnell. Dies bedeutet, dass er die Luft über seinen natürlichen Lufthunger hinaus angehalten hat. Der Test muss wiederholt werden.

Test falsch

Test korrekt

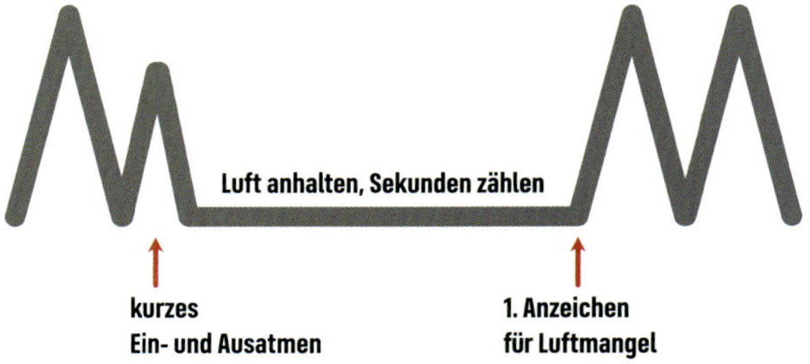

Die Sekunden, die Sie gemessen haben, werden KP genannt, d.h. Kontrollpause. Mit diesem Wert können Sie kontrollieren, wie gesund Sie sind, aber auch Ihren Fortschritt im Atemtraining messen. Je besser Ihre Gesundheit ist, desto höher ist Ihr KP. Studien haben gezeigt, dass ein niedriger KP mit Krankheiten korreliert.

Wird der KP durch Atemtraining erhöht, bessern sich im Laufe der Zeit zahlreiche Krankheitssymptome.

Die für Sie in Zukunft wichtigste Messung ist Ihr Morgen-KP. Sobald Sie morgens aufwachen, bleiben Sie ruhig liegen, atmen mehrmals sanft ein und aus, und stoppen dann die Zeit nach Ihrem letzten Ausatmen, die Sie die Luft anhalten können, bis Sie den ersten Lufthunger spüren. Der morgendliche KP ist bei den meisten Menschen geringer als der KP, den man tagsüber misst. Deshalb ist der Morgen-KP der zentrale Wert, um den Sie sich in den kommenden Wochen im Atemtraining kümmern. Ziel ist es, den KP zuerst auf mindestens 20 Sekunden zu steigern. Ist dieses erste Ziel erreicht, ist Ihr Körper nach übereinstimmender Meinung von Ärzten der Buteykoklinik hinreichend vorbereitet für das Kältetraining. Aus meiner eigenen Erfahrung kann ich dies bestätigen. In dem Moment, wo meine KP 23 erreichte, wurde das kalte Duschen viel angenehmer, es entstand sogar eine regelrechte Lust auf tägliche Kälteexposition.

Damit die Steigerung der KP gelingt, müssen Sie einige Regeln beachten und Ihre Atemgewohnheiten im Alltag ändern.

Regeln für den Alltag

- *Atmen Sie ausschließlich durch die Nase. Jede Atmung durch den Mund kann zu einer Hyperventilation führen und Ihren Erfolg verhindern.*

- *Schlafen Sie nachts nicht in Rückenlage. Liegen Sie auf dem Rücken, führt dies in der Nacht unbewusst zur Mundatmung und damit zu einer ungewollten Hyperventilation. Hyperventilation bewirkt eine Verengung der Blutgefäße und somit eine Verringerung der Gehirndurchblutung. Diese Gefäßverengung ist nebenbei bemerkt auch der Grund dafür, warum die meisten Schlaganfälle und Herzinfarkte morgens zwischen vier und sieben Uhr auftreten.*
- *Bewegen Sie sich täglich möglichst eine halbe bis ganze Stunde an der frischen Luft. Flotte Spaziergänge mit geschlossenem Mund (Nasenatmung!) sind hilfreich, um die KP zu erhöhen.*
- *Wer kann, treibe täglich Sport. Wunderbar ist Schwimmen, da hier alle Muskelgruppen gefordert werden, aber auch andere Sportarten sind hilfreich. Gymnastik oder Yoga sind genauso geeignet, wie Joggen. Achten Sie bei jeder sportlichen Betätigung darauf, ausschließlich durch die Nase zu atmen.*

Ohne ausreichende Bewegung kann die KP nicht über 35 hinaus gesteigert werden. Aber erst wenn Sie eine KP von 35 bis 40 dauerhaft erreicht haben, ist Ihr Körper von vielen Krankheiten befreit und das Immunsystem ist stark. Extreme Kraft und Gesundheit entsteht übrigens erst ab einer KP von 60. Hier brauchen Sie nur noch wenige Stunden Schlaf, Ihr Körper strotzt vor Energie und Gesundheit. Dieser Wert ist jedoch meist nur unter Aufsicht eines erfahrenen Buteyko-Trainers erreichbar. Der Wert von 35 bis 40 ist meist auch in Eigenregie erreichbar, es sei denn es liegen Krankheitsherde und örtliche Herdbelastungen vor, die das Fortschreiten behindern: dazu zählen Karies, Eiterherde im Kiefer, degenerierte Mandeln, Darmparasiten, entzündete Zahnwurzelkanäle. Sollten Sie feststellen, dass Ihre KP zwischen 25 und 30 stagniert, sollten Sie sich auf eventuelle Herde untersuchen lassen. Liegen keine Herde vor, ist möglicherweise ein Bewegungsmangel die Ursache dafür. Ich selbst erreichte eine deutliche Steigerung der KP innerhalb einer Woche um 10 Sekunden, als ich die körperlich sehr fordernden Übungen des chinesischen Kung-Fu-Meisters Lu Zijan in meinen Alltag integrierte.

Atemtraining – Übungen

Die Reihenfolge der Übungen ist so aufgebaut, dass Sie anfänglich von leichten Übungen zu fortgeschrittenen übergehen können. Wenn Sie trainierter sind, können Sie alle Übungen mühelos im Alltag integrieren. Am Anfang bitte ich Sie jedoch, die Übungen konzentriert mit Ihrer ganzen Aufmerksamkeit durchzuführen. Nach kurzer Zeit stellt sich Ihr Körper um und Sie werden spontan bei Ihren Alltagsaktivitäten wie beim Arbeiten, Autofahren oder Fernsehen richtig atmen. Doch zu Beginn widmen Sie bitte der richtigen Durchführung Ihre volle Aufmerksamkeit. Alle Übungen werden sanft, langsam und ausschließlich mit Zwerchfellatmung durchgeführt. Atmung in den Brustkorb ist während der Übungen nicht erwünscht. Atmen Sie bitte bei allen Übungen so leise und langsam wie möglich. Im Idealfall ist Ihre Atmung geräuschlos. Achten Sie bitte darauf, mit möglichst leerem Magen zu trainieren, um Übelkeit zu vermeiden.

ZWERCHFELLATMUNG

Bauchraumatmung, mittlerer bis großer Lufthunger

- Unter Zwerchfellatmung versteht man eine Atmung in den Bauchraum hinein, bei der das Zwerchfell sich beim Einatmen nach unten bewegt und der Bauch sich ausdehnt, beim Ausatmen bewegt sich der Bauch nach innen, indem man den Bauch sanft einzieht und das Zwerchfell bewegt sich wieder nach oben.
- Wenn Sie Schwierigkeiten mit der Bauchatmung haben, legen Sie sich zum besseren Spüren auf den Rücken. Legen Sie ein Buch auf den Bauch und versuchen Sie, beim Einatmen, das Buch mit dem Bauch anzuheben, beim Ausatmen ziehen Sie den Bauch langsam und sanft wieder ein. Wenn Sie zusätzlich eine Hand auf den

unteren Brustkorb legen, haben Sie eine zusätzliche Möglichkeit zu kontrollieren, ob Sie ausschließlich Bauchatmung durchführen oder doch noch mit Brustatmung praktizieren.

- Manche Schüler legen sich anfangs einen Gürtel um den Brustkorb an, um die Bewegungen des Brustkorbs einzuschränken. Dadurch werden die Schüler zur Zwerchfellatmung gezwungen, da der Brustkorb unbeweglich gehalten wird.

Mit zunehmender Übung werden Sie mühelos Ihre Bauchatmung im Alltag praktizieren. Lassen Sie sich Zeit, überstürzen Sie nichts. Stress, Hektik, innerer Erfolgszwang verhindert, dass Sie die subtilen Bewegungen im Körper wahrnehmen und integrieren.

Nase freimachen

Nasenatmung, Bauchatmung, mittlerer bis großer Lufthunger

- Setzen Sie sich aufrecht hin und atmen Sie einige Male sanft ein und aus. Nach dem letzten Ausatmen halten Sie mit Daumen und Zeigefinger Ihre Nase zu, so dass ein unbewusster Luftstrom in die Lunge verhindert wird. Bewegen Sie Ihren Kopf wie beim Ja-Nicken sanft vor und zurück bis Sie einen mittelstarken Lufthunger spüren. Lassen Sie Ihre Nase los und atmen wieder ein. Sollte der Atemdrang sehr stark sein, beruhigen Sie ihn so schnell wie möglich innerhalb von ein bis drei Atemzügen, um nicht zu hyperventilieren.

→ Atmen Sie etwa 30 Sekunden normal durch die Nase und wiederholen Sie dann die Übung. Innerhalb von drei bis sechs Wiederholungen schwellen bei den meisten Menschen die Nasenschleimhäute ab und die Nase wird frei, weswegen es für Menschen mit chronischer Nasennebenhöhlenentzündung (Sinusitis) aber auch mit Heuschnupfen empfehlenswert ist, diese Übung mehrmals täglich zu machen.

→ Da die Übung gefäßerweiternd wirkt, kann sie auch bei Verstopfung auf der Toilette praktiziert werden. Dabei sitzt man aufrecht auf der Toilette, hält nach dem Ausatmen die Nase zu und wiegt den Oberkörper mit angehaltener Luft sanft vor und zurück. Wiederholt man dies einige Male, wird der Darm besser durchblutet und der Stuhlgang funktioniert meist besser.

Reduzierte Atmung

Nasenatmung, Bauchatmung, geringer Lufthunger

Sie können diese Übung tagsüber aufrecht auf einem Stuhl sitzend durchführen oder abends im Bett liegend vor dem Einschlafen. Im Bett liegend praktiziert, entspannen Sie sich und werden im Laufe der Zeit durch diese Übung immer leichter Ruhe finden und einschlafen. Tagsüber im Sitzen praktiziert, beruhigt diese Übung den Geist, da Sie Ihren Atem aufmerksam verfolgen. Sie können diese Übung deswegen auch als Ersatz für Meditation ansehen.

Die korrekte Durchführung im Sitzen

Entspannen Sie den Bauchraum, kippen Sie Ihr Becken leicht nach vorne. Dies gelingt am besten, wenn Sie am Stuhlrand sitzen. Halten Sie die Oberschenkel parallel zum Boden, so dass der Winkel zum Oberkörper etwa 90° beträgt. Stellen Sie die Füße stabil am

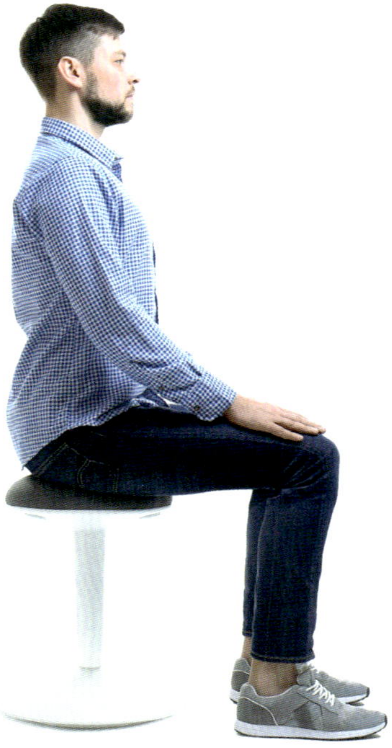

Boden etwa in Beckenbreite auseinander auf dem Boden ab. Das Bild gibt Ihnen eine Vorstellung, wie Sie idealerweise bei der Übung sitzen sollten. In dieser Position ist es ein Leichtes, den Bauchraum und das Zwerchfell für die Übung zu entspannen.

Ist der Stuhl zu tief, können Sie die Beine auch unter dem Stuhl leicht anwinkeln, so dass Ihr Becken natürlich nach vorne kippt, d.h. Sie lassen den Bauch herrlich dick wie bei den chinesischen Buddhastatuen raushängen. Hier heißt es anders als in der preußischen Erziehung: Bauch raus – Brust rein.

Sollten Sie bei der folgenden Übung feststellen, dass Sie Ihren Brustkorb noch mitbewegen, können Sie einen Gürtel um den Brustkorb gürten und nur so leicht anziehen, dass Bewegungen des Brustkorbs beim Einatmen verhindert werden.

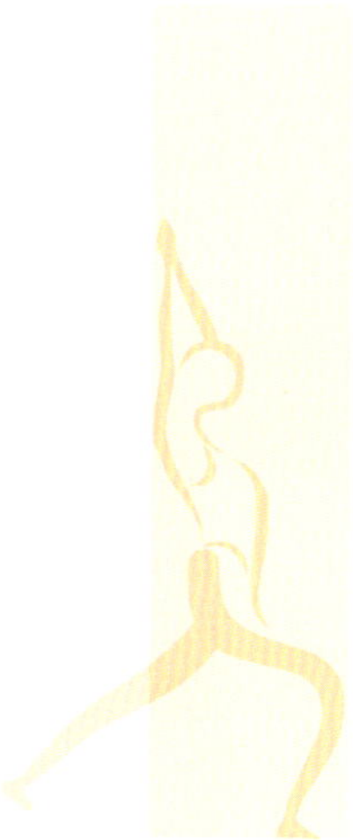

→ Wenn Sie Ihre Sitzhaltung entspannt eingenommen haben, beginnen Sie geräuschlos ein- und auszuatmen. Achten Sie darauf, dass Sie langsam atmen – so dass im Idealfall Ihr Atem unhörbar ist. Beim Einatmen atmen Sie bitte nur so viel Luft ein, dass Sie das Gefühl haben, noch mehr einzuatmen. Ignorieren Sie den Drang mehr einzuatmen und atmen Sie wieder aus. Sie müssen bei der Übung einen leichten Lufthunger spüren, um eine Steigerung der KP zu erreichen. Das Diagramm beschreibt die Übung:

Interpretation „Reduzierte Atmung"

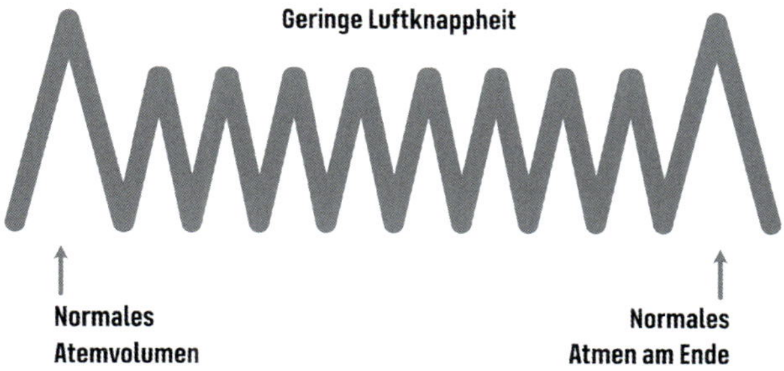

⇢ Beobachten Sie, wie Luft in Ihre Nase ein- und ausströmt. Konzentrieren Sie sich darauf, während der Übung nur so viel Luft einzuatmen, dass Sie das Gefühl haben, nur die Nasenlöcher mit Luft zu füllen oder anschaulicher ausgedrückt: Atmen Sie nur etwa 1 cm Luft ein und aus. Gelingt dies, führen Sie die Übung perfekt aus.

⇢ Es entsteht ein Lufthunger, den Sie vier Minuten aushalten sollten. D.h. atmen Sie vier Minuten reduziert ein und aus, anschließend machen Sie zwei Minuten Pause, in der Sie normal atmen. Führen Sie insgesamt vier solche Übungseinheiten durch, so dass Sie 20 Minuten geübt haben.

Messen Sie vor und nach jeder Übung Ihre KP. Diese sollte sich nach der Übung um bis zu 25 % gegenüber dem Übungsbeginn verbessert haben.

Die korrekte Durchführung im Liegen

Liegen Sie während der Übung auf dem Rücken. Legen Sie anfangs eine Hand auf den Bauch und die andere auf den Brustkorb, um die Atembewegungen während der Übung zu kontrollieren. Ziel ist es, dass sich während der gesamten Übung nur der Bauch bewegt, der Brustkorb sollte nicht bewegt werden. Wenn Sie in der Übung versierter sind und Ihre Bewegungen gut spüren können, dürfen Sie Ihre Arme auch links und rechts neben den Körper legen.

→ Atmen Sie jetzt wie oben beschrieben reduziert ein und aus. Nach vier Minuten legen Sie eine kurze Pause von zwei Minuten ein, in der Sie normal atmen, anschließend praktizieren Sie wieder vier Minuten

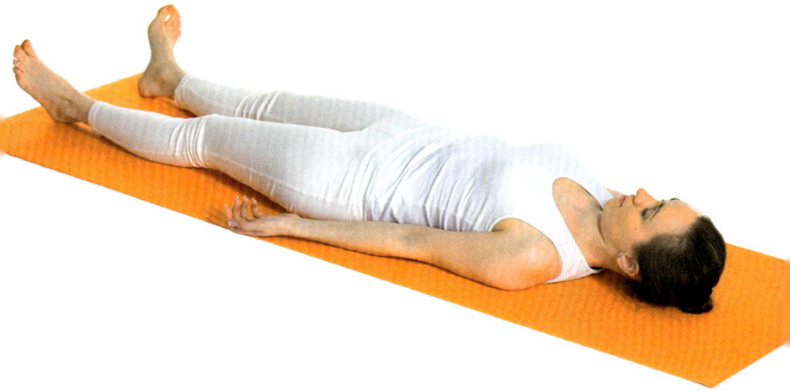

lang diese Übung. Vier Durchgänge mit kurzen Pausen dazwischen sind das Ziel. Haben Sie die Übung beendet oder sind Sie sehr müde legen Sie sich anschließend auf die Seite. Die meisten Leser werden jetzt gut einschlafen und einen erholsamen Nachtschlaf finden. Schlafen Sie bitte nicht in Rückenlage, da sonst die Gefahr besteht, durch den Mund zu atmen und dadurch zu hyperventilieren – jeder Schnarcher hyperventiliert. Neigen Sie dazu, mit offenem Mund zu schlafen, können Sie anfangs über Nacht den Mund auch mit einem Tape aus der Apotheke verschließen, um Hyperventilation zu verhindern.

Schritte mit angehaltener Luft

Nasenatmung, Bauchatmung, mittlerer bis großer Lufthunger

Diese Übung ist am besten für Kinder und sportliche Menschen geeignet, die ihre Luft bei Bewegung auch einmal länger anhalten können. Menschen mit Asthma oder Hustenanfällen sollten diese Übung erst aufnehmen, wenn die Krankheit bereits mit Atemübungen oder naturheilkundlichen Medikamenten deutliche gebessert ist. Für alle Übungen gilt, dass man sich sanft an sie herantasten sollte und niemals übertreiben darf, um den Körper nicht zu überlasten.

Unsere Übung wird wie folgt ausgeführt:

- Atmen Sie beim zügigen Spazierengehen zehn Atemzüge ein und aus. Nach dem letzten Ausatmen halten Sie die Luft an, indem Sie die Nase mit Daumen und Zeigefinger verschließen und gehen zügig so viele Schritte bis Sie einen deutlichen Lufthunger spüren – aber bitte übertreiben Sie dabei nicht! Lassen Sie Ihre Nase los und atmen Sie wieder ein. Sollte der Atemdrang sehr stark sein, beruhigen Sie ihn so schnell wie möglich innerhalb von ein bis drei Atemzügen, um nicht zu hyperventilieren. Atmen Sie etwa 30 Sekunden normal durch die Nase und wiederholen Sie dann die Übung. Absolvieren Sie diese Übung drei Mal. Zählen Sie bei jedem Durchgang die Anzahl Ihrer Schritte, um einen Kontrollwert für Ihren Fortschritt zu erhalten.

Diese Übung sollte mindestens 20-mal am Tag wiederholt werden. Sie lässt sich leicht in den Alltag integrieren und bedarf so keines großen zeitlichen Aufwands.

Ich selbst wende die Übung auf dem Weg zum Einkaufen, beim Spazierengehen an der frischen Luft und beim Treppensteigen an. Anfangs konnte ich nur 18 Stufen treppauf mit angehaltener Luft steigen, nach wenigen Wochen waren es bereits 60 Stufen. Auch Sie werden innerhalb kurzer Zeit Ihre Werte verbessern und bereits nach kurzer Zeit gesünder sein als zuvor.

Kurzes, häufiges Luftanhalten

Nasenatmung, Bauchatmung, geringer Lufthunger

Diese Übung ist für ältere und durch Krankheit geschwächte Menschen geeignet. Bei Besserung der Gesundheit können leicht andere Atemübungen damit kombiniert werden.

⇢ Atmen Sie einige Male ein und aus. Halten Sie nach dem letzten Ausatmen Ihren Atem für drei bis fünf Sekunden an und atmen Sie wieder ganz sanft zehn Sekunden lang ein und aus, bevor Sie wieder die Luft nach dem Ausatmen für drei bis fünf Sekunden anhalten. Achten Sie darauf, den Atem nicht länger als fünf Sekunden anzuhalten bis sich Ihre Gesundheit insgesamt gebessert hat. Fühlen Sie sich gesundheitlich stabiler, können Sie zu den Übungen „Nase freimachen“ (siehe S.33) und „Reduzierte Atmung“ (siehe S.35) übergehen. Ihre Gesundheit wird sich mit jeder Übung weiter bessern können.

Diese Übung können Sie mehrfach am Tag für jeweils 5 bis 10 Minuten durchführen: z.B. morgens und abends

Interpretation „Intervallatmung"

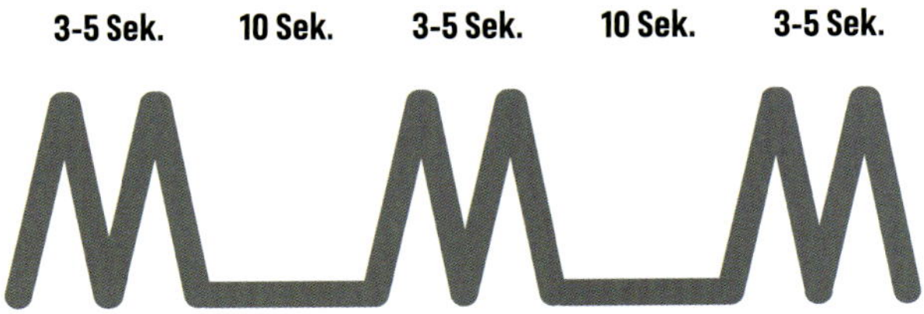

Normal Atem mit Pausen

noch im Bett liegend oder beim Fernsehen, Lesen und anderen Beschäftigungen. Ich selbst führe diese Übung häufig beim Autofahren durch, so dass ich im Alltag Zeit für andere Dinge habe.

RICHTIGE ATMUNG BEIM SPORT

Fortgeschrittene Technik, Nasenatmung, mittlerer bis großer Lufthunger

Dies ist eigentlich keine richtige Übung mehr, sondern hier nutzen wir die Atmung, um beim Sport den CO_2-Gehalt im Blut zu erhöhen und so die Durchblutung zu verbessern.

Die wichtigste Regel ist, dass Sie bei sportlichen Aktivitäten wie Joggen, Gymnastik etc. ausschließlich durch die Nase atmen, um Hyperventilation zu vermeiden. Viele Menschen hyperventilieren beim Sport, indem sie zu tief durch den Mund ein- und ausatmen. Nicht ohne Grund haben Sanitäter bei Sportereignissen wie einem Marathon alle Hände voll zu tun, da sich bei manch einem ehrgeizigen Sportler durch Hyperventilation die Blutgefäße verengen und somit die Durchblutung massiv gestört wird.

Also: Den Mund beim Sport schließen und ausschließlich durch die Nase atmen. Wenn Sie das Bedürfnis haben, tief durch den Mund ein- und auszuatmen, unterdrücken Sie dieses Bedürfnis und verlangsamen Sie stattdessen Ihre sportliche Aktivität, indem Sie z.B. langsamer laufen. Es geht hier nicht um eine Meisterleistung, sondern um die Verbesserung oder Wiederherstellung Ihrer Gesundheit.

Gelingt Ihnen die Nasenatmung beim Sport mühelos, können Sie zwischendurch auch einmal kurz die Luft anhalten. Ein Beispiel hierfür wäre, beim Laufen 30 Sekunden normal durch die Nase zu atmen, dann nach dem Ausatmen die Luft für 10 bis 20 Schritte anzuhalten und dann wieder 30 Sekunden normal zu atmen. Fortgeschrittene Atemschüler, können die Intervalle anpassen, indem sie z.B. eine Minute normal beim Sport atmen und nach dem letzten Ausatmen die Luft für 20 bis 80 oder gar 100 Schritte anhalten.

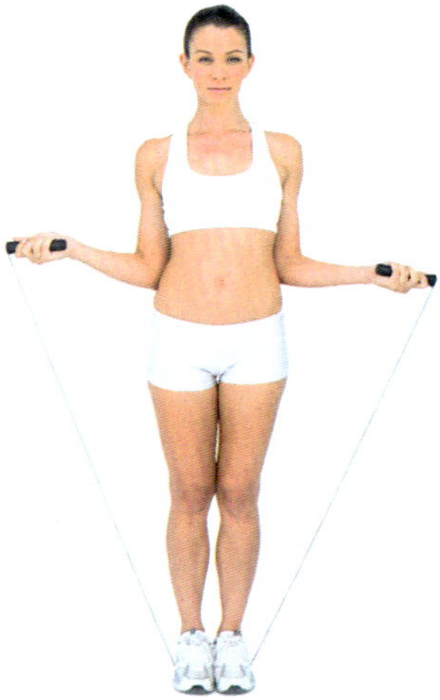

Interpretation „Laufatmung"

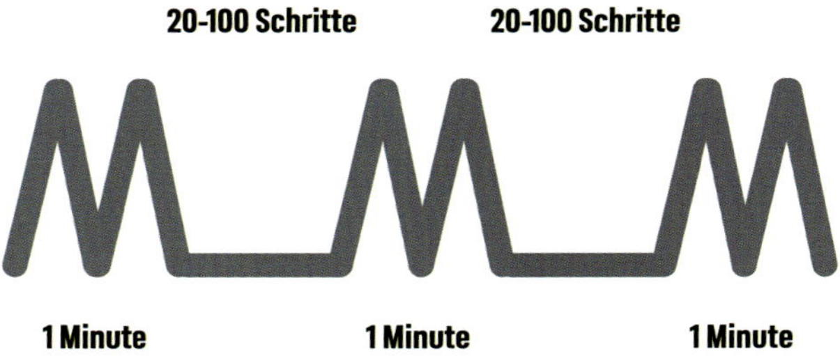

Atemtraining mit dem Atemtrainings- und Inhalationsgerät nach Frolov

Mit dem Atemtrainingsgerät kann sehr zügig der KP-Wert verbessert werden, so dass Sie schnell mit Ihren Übungen und der Wiederherstellung Ihrer Gesundheit voranschreiten.

Es handelt sich bei dem Atemtrainingsgerät nach Frolov um einen Plastikbecher mit Atemschlauch. Je nach Fortschritt des Trainings wird eine empfohlene Menge Wasser in den Behälter gefüllt, der Becher nach beiliegender Anleitung verschlossen und anschließend gegen den Wasserwiderstand geatmet.

→ Setzen Sie sich zur Übung gerade hin und atmen Sie durch den Schlauch innerhalb von ein bis zwei Sekunden schnell und tief ein. Atmen Sie anschließend so langsam wie möglich durch den Schlauch wieder aus. Je langsamer desto besser. In der Packungsbeilage zu diesem Gerät sind die genauen Anweisungen zur Wassermenge und Zeitdauer der Ausatmung angegeben, so dass Sie mit Fortschreiten der Übung immer mehr Wasser in den Becher einfüllen können und gleichzeitig die Dauer Ihrer Ausatmung verlangsamen können. Eine wunderbare Unterstützung zu den Atemübungen nach Buteyko, die sanft und sicher Ihren KP-Wert erhöht.

Atemtraining mit System

Zur Verbesserung der Gesundheit und zur kraftvollen Verbesserung des Immunsystems sind 40 Minuten Atemübungen am Tag obligatorisch. Die meisten Übungen können jedoch nebenbei im Alltag integriert werden, so dass sich der Zeitaufwand deutlich reduziert.

Alte und kranke Menschen praktizieren bis zur Besserung ihrer Gesundheit ausschließlich die Übung „Kurzes, häufiges Luftanhalten“ (siehe S.41). Diese sollte mehrfach am Tag angewendet werden und kann bei den meisten Tätigkeiten nebenbei durchgeführt werden.

Durchschnittlich gesunde Menschen können folgenden Plan befolgen:

ÜBUNG „NASE FREIMACHEN"

Diese Übung sollten Sie ruhig drei- bis sechsmal am Tag einfügen, z.B. morgens auf der Toilette. Drei bis sechs Wiederholungen benötigen nur wenige Minuten Zeit. Zwischendurch finden sich zahlreiche Gelegenheiten, diese kurze Übung zu praktizieren.

ÜBUNG „REDUZIERTE ATMUNG"

Diese Übung können Sie abends im Bett liegend durchführen. Sie beruhigt Körper und Geist und verhilft Ihnen zu einer ruhigen und erholsamen Nacht. Der Zeitaufwand liegt zwar bei 20 Minuten, aber da Sie ja schon im Bett liegen und sowieso bis zum Einschlafen nichts zu tun haben, tun Sie lieber etwas für Ihre Gesundheit und praktizieren diese Atmung. Anschließend drehen Sie sich auf die Seite und genießen Ihren erholsamen Schlaf.

ÜBUNG „SCHRITTE MIT ANGEHALTENER LUFT"

Wenn Sie sowieso schon Treppen steigen müssen oder einkaufen oder gar spazieren gehen, fügen Sie doch immer wieder diese Übung mit ein. Ihre Gesundheit wird davon profitieren und das ganz ohne Zeitaufwand, da Sie sich ja sowieso bewegen.

Integration im Alltag

Wenn Sie Sport treiben – was ich Ihnen zur Steigerung des KP-Wertes sehr ans Herz legen möchte – integrieren Sie jetzt auch noch die „Reduzierte Atmung“ (siehe S.35) durch die Nase in ihre sportlichen Aktivitäten. Zusätzlicher Zeitaufwand für die Nasenatmung und die Übungen zum Luftanhalten während des Sports: Null. Ihr Nutzen: unbezahlbar, bessere Gesundheit, Kraft, Energie, guter Schlaf, ein wacher Geist.

Und wer von Ihnen jetzt noch weiter mit seiner Atmung die Gesundheit verbessern will, besorgt sich das Atemtrainingsgerät nach Frolov. Anders als in der Packungsbeilage angegeben müssen Sie aber nicht 40 Minuten am Tag damit trainieren, denn Sie können guten Gewissens die Zeit, die Sie für andere Übungen verwendet haben von den 40 Minuten abziehen.

Wie Sie sehen ist also der Zeitaufwand für Ihre Gesundheit im Vergleich zum Nutzen sehr gering. Jetzt müssen Sie nur noch damit anfangen.

LESESTOFF: Sauerstoff fürs Gehirn

Patrick McKeown *Erfolgsfaktor Sauerstoff*: Wissenschaftlich belegte Atemtechniken, um die Gesundheit zu verbessern, riva Verlag 2018. **Gisela Plugge** (Hrsg) und **Artour Rakhimov**: *Wieder natürlich atmen*: Schlüssel zu vitaler Gesundheit, Atemtraining für mehr Sauerstoff auf Zellniveau nach der Buteyko-Methode mit dem Atemtrainingsgerät von Prof. Frolov, BOD 2013.

Kältetraining

Wenn Sie morgens regelmäßig über mindestens vier Wochen hinweg einen Atemkontrollwert von mindestens 20 Sekunden, können Sie bedenkenlos mit dem Kältetraining anfangen.

- Dazu führen Sie erst eine der Atemübungen Ihrer Wahl aus. Anschließend gehen Sie unter die Dusche. Gerade zu Beginn des Kältetrainings ist es für die meisten Leser sinnvoll, erst warm mit der Dusche zu beginnen und dann langsam die Wassertemperatur kalt einzustellen. Am einfachsten gelingt dies im Frühjahr oder Sommer, wenn das Wasser in den Leitungen noch nicht so kalt ist wie im Winter.
- Ist die Wassertemperatur kalt eingestellt, beginnen Sie damit Ihre Füße abzuduschen und steigen Sie dann mit dem Wasserstrahl über die Beine bis zu den Oberschenkeln hoch. Dabei können Sie, um sich langsam an die Kälte zu gewöhnen, den Wasserstrahl mit den Händen über den Körper verteilen.
- Wenn die Beine abgeduscht sind, wiederholen Sie dasselbe mit den Armen. Anschließend können Sie bedenkenlos vom Becken beginnend bis zu den Schul-

tern den Wasserstrahl auf der Vorderseite Ihres Körpers verteilen. Ist es noch zu kalt, helfen Sie sich mit den Händen aus und verteilen das Wasser mit massierender Bewegung über die Vorderseite des Körpers. Wenn Sie sich an die Temperatur gewöhnt haben, wiederholen Sie dies mit der Rückseite des Körpers.

- Erreicht der kalte Wasserstrahl den Nacken, reagieren manche Anfänger mit einer Verkrampfung der Nackenmuskulatur. Um dies zu vermeiden atmen Sie während der gesamten Duschzeit langsam ein und aus und versuchen dabei alle Muskeln zu entspannen. Ist jetzt der ganze Körper nass, bleiben Sie etwa noch 30 Sekunden unter der Dusche stehen.
- Abschließend schalten Sie die Dusche aus und trocknen sich ab. Die Haut fühlt sich jetzt kalt an, der Körper entwickelt jedoch aus seinem Inneren heraus eine Gegenreaktion: Es entsteht eine angenehme innere Wärme. So verfahren Sie ab heute eine Woche lang.

Nach einer Woche können Sie – vorausgesetzt Sie haben täglich Ihre Atemübungen gemacht und Ihr KP ist höher als 20 Sekunden– die Duschdauer auf eine Minute erhöhen.

Erweitern Sie ab jetzt in den nächsten Wochen jede Woche die Dauer Ihrer Kälteexposition um 30 Sekunden bis Sie eine Duschdauer von fünf Minuten erreichen. Wollen Sie Ihr Immunsystem noch weiter kräftigen, können Sie Ihre Duschzeit in den nächsten Wochen auf bis zu zehn Minuten steigern.

Diejenigen, die zehn Minuten schaffen, können Ihr Immunsystem weiter kräftigen, indem Sie einmal wöchentlich kaltes Wasser in die Badewanne einlassen und zusätzlich ein oder zwei Pakete Eiswürfel aus dem Supermarkt in das Wasser geben. Anschließend können Sie darin fünf bis zehn Minuten baden. Achten Sie dabei auf die Reaktionen Ihres Körpers: Wenn Ihr Körper Ihnen signalisiert, dass es genug ist, stoppen Sie sofort das Eisbad. Es geht hier nicht darum einen neuen Kälterekord aufzustellen, sondern Ihr Immunsystem zu trainieren. Übertreiben Sie nicht beim Kältetraining! Gehen Sie sanft heran und achten Sie auf Ihre Atmung. Zu langes Baden in Eiswasser kann die Gefäße beim Anfänger schädigen, weshalb es von allergrößter Bedeutung ist, das Training langsam anzugehen und niemals zu übertreiben. Einmal wöchentlich fünf bis zehn Minuten im Eisbad sind mehr als genug für Ihren Körper.

Zusammenfassung

- *Beginnen Sie erst mit dem Kältetraining, wenn Ihr morgendlicher Atemkontrollwert in einem Zeitraum von mindestens vier Wochen über 20 Sekunden liegt.*

- *Bereiten Sie Ihren Körper auf kaltes Wasser vor, indem Sie beim Duschen den kalten Wasserstrahl erst auf die Beine richten, anschließend die Arme kühlen und dann den Oberkörper mit einbeziehen.*
- *Beginnen Sie mit 30 Sekunden kaltem Duschen.*
- *Steigern Sie die Dauer der kalten Dusche wöchentlich um 30 Sekunden bis Sie mindestens drei Minuten, besser fünf Minuten schaffen.*
- *Schaffen Sie fünf Minuten, können Sie Ihre Immunkräfte weiter steigern, indem Sie einmal wöchentlich ein Eisbad von fünf bis maximal zehn Minuten nehmen.*

LESESTOFF: **Jetzt wird gefroren**

Wim Hof und Koen de Jong: *Nie wieder krank: Gesund, stark und leistungsfähig durch die Kraft der Kälte*, riva Verlag, 2018.

Für die ganz mutigen Leser gibt es auch ein Online-Training vom 20-fachen Weltmeister Wim Hof unter www.wimhof-methode.de

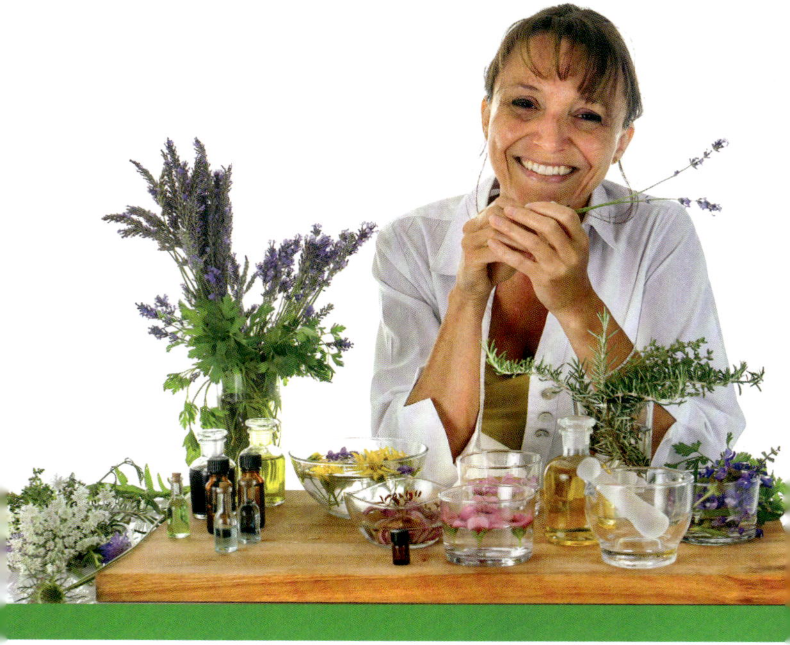

Schnell wirkende Mittel und Prophylaxe

Schüßler-Salze

Die biochemischen Mineralien nach Dr. Schüßler sind heute vielen Menschen als Schüßler-Salze bekannt. Vielen Patienten konnte mit der Einnahme von Schüßler-Salzen bei den verschiedensten Krankheiten geholfen werden. Die wenigsten Patienten wissen jedoch, was Schüßler-Salze sind und wie sie wirken. Viele Schriften dazu sind leider für den Laien zu allgemein, so dass er kein funktionierendes System der Selbsthilfe aufbauen kann.

Bei den originalen Schüßler-Salzen handelt es sich um zwölf Mineralien, die Dr. Schüßler bei seinen Forschungen im Laufe von Jahrzehnten entdeckte und am kranken, genesenden Patienten erforschte. Dr. Schüßler wusste, dass der Körper aller Lebewesen mit Mineralien aufgebaut wird. Er erkannte, dass nur unter Mitwirkung von Mineralien der Körper richtig funktionieren kann. Aus diesem Wissen heraus entwickelte er die Mineralstofftherapie. Nach Dr. Schüßlers Tode erforschten seine Schüler weitere 15 Mineralstoffe, die als Erweiterungsmittel bekannt sind. Diese Erweiterungsmittel umfassen mineralische Spuren-Elemente – so genannt, weil sie in der Natur nur in geringsten Spuren (Mengen) vorkommen.

Dr. Schüßlers Therapie-Philosophie lässt sich am besten in seinen eigenen Worten zusammenfassen: *„Die oben genannten Mineralien sind die Baumaterialien und die Funktionsmittel der Gewebe... Wendet man sie als Funktionsmittel an, so müssen sie in kleinen Gaben verabreicht werden.“* (Dr. Schüßler: „Eine abgekürzte Therapie“)

Das bedeutet für den Laien übersetzt: Die von Dr. Schüßler und seinen Schülern entdeckten Mineralien werden benötigt, um das Körpersystem (Organe, Gewebe etc.) aufzubauen. Sie sind also die Baumaterialien für den irdischen Körper. Da der Körper also aus Mineralien aufgebaut wird, benötigt er auch Mineralien, um zu funktionieren. Dr. Schüßler nutzte die Mineralien darüber hinaus als Funktionsmittel, d.h. als therapeutisches Mittel, um die Funktionen des Körpers, die bei Krankheit entgleist sind, zu verbessern, so dass der Körper in der Lage ist, sich selbst zu kurieren.

Der Mensch nimmt Mineralien aus der Nahrung auf. Durch psychische und körperliche Fehlhaltungen, Fehlernährung, Elektrosmog, Umweltgifte und zahlreiche andere zum Teil heute noch unbekannte Faktoren ge-

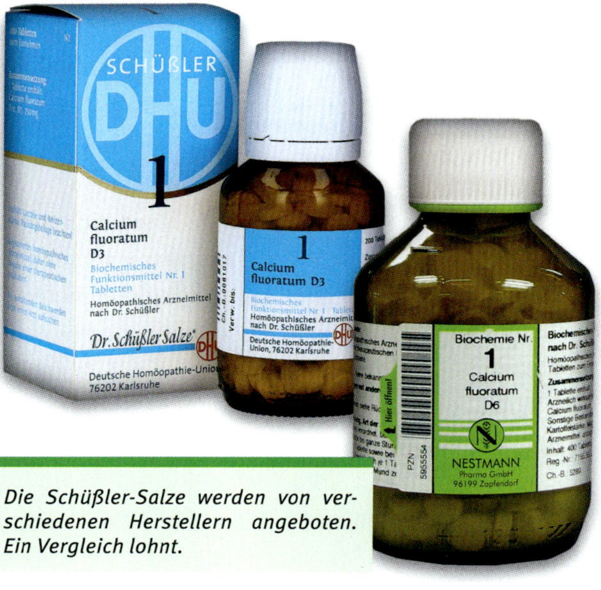

Die Schüßler-Salze werden von verschiedenen Herstellern angeboten. Ein Vergleich lohnt.

rät der Mineralienhaushalt aus den Fugen, der Mensch wird krank. Konnte der Mensch sich in früheren Zeiten noch mineralien- und vitaminreiches Obst und Gemüse zuführen, was sich günstig auf den Mineralienhaushalt auswirkte, so ist die heute vom Menschen überzüchtete, tot gekochte oder gar genetisch veränderte Nahrung mit Vitamin- und Mineralienmangel eine Quelle der Erkrankung. Fast Food und industrielle Nahrungsprodukte fügen ihren Beitrag zur Erkrankung der Menschheit hinzu. Nur die ehrliche Einsicht in Aufbau und Funktion des Körpers und die Reflektion über den eigenen oftmals krankmachenden Lebensstil, ermöglicht es dem Patienten, die für sich richtige, gesunde Lebensweise zu erkennen und sein Leben, so er gesunden will, zu ändern.

Im später folgenden Kapitel über Ernährung (siehe S.108) befinden sich Hinweise auf eine naturnahe, für den Körper geeignete Lebensweise. Diese Lebensweise verbessert bereits den Mineralienhaushalt des Körpers, so dass die Schüßler-Salze in kleinen Gaben als Funktionsmittel noch besser wirken können. Bei gravierendem Mineralienmangel hilft häufig die Kombination grober Mineralien wie z.B. Neukönigsförder Mineraltabletten in Verbindung mit hochdosierten Gaben der benötigten (verdünnten) Schüßler-Salze weiter. Grobe Mineralien (d.h. große Mengen von Mineralien) in Verbindung mit verdünnten Gaben (z.B. Schüßler-Salze) können hier häufig die Regeneration fördern.

Wie die Mineralien wirken, können Sie der folgenden Tabelle entnehmen.

Schüßler-Mineral	Wirkung
Nr. 1 **Calcium fluoratum D12**	stärkt die Schutzhülle der Haut gegen Mikroorganismen, Entzündungen
Nr. 2 **Calcium phosphoricum D6**	zuständig für Blut- und Zellaufbau
Nr. 3 **Ferrum phosphoricum D 12**	unterstützt den Stoffwechsel, mindert Entzündungen, bei akuten Schleimhaut-Erkrankungen der Atemwege, Husten
Nr. 4 **Kalium chloratum D 6**	entlastet die Bronchien, Husten, subakute Entzündungen
Nr. 5 **Kalium phosphoricum D 6**	fördert die Energiespeicherung in den Zellen, bei Erschöpfung, Fieberzustände
Nr. 6 **Kalium sulfuricum D 6**	versorgt die Zellen mit Sauerstoff, baut Zellablagerungen ab, bei Fieber, chronische Entzündungen
Nr. 7 **Magnesium phosphoricum D 6**	normalisiert den Nervenstoffwechsel, antithrombotisch, positive Wirkung auf die Gefäßfunktion
Nr. 8 **Natrium chloratum D 6**	entlastet laufende Nasen und tränende Augen
Nr. 9 **Natrium phosphoricum D 6**	unterstützt den Darm, Gastritis, Durchfall

Nr. 10 **Natrium sulfuricum D 6W**	unterstützt Ausscheidung von Stoffwechsel-schlacken, regt die Drüsen an, hilft den Darm zu re-generieren
Nr. 11 **Silicea D 12**	Gewebeeiterungen, steigert die Abwehr, reinigt die Lymphe
Nr. 12 **Calcium sulfuricum D12**	schleimlösend, beseitigt Eiterherde, ausschei-dungsfördernd, Leber entgiftend
Nr. 13 **Kalium arsenicosum D12**	besondere Wirkung gegen Bakterien, stärkt das Abwehrsystem der Haut, entgiftet Magen und Darm
Nr. 21 **Zincum chloratum D 12**	essentiell für das Immunsystem, Schwermetallentgiftung

Dosierung:

In o.a. Tabelle sind verschiedene Indikationen und deren dazugehörige Schüßler-Salze genannt. Mit allen in der entsprechenden Zeile genannten Biomineralien bereitet man sich eine Mischung zu. Im akuten Fall wird von jedem genannten Schüßler-Salz je eine Tablette für die Mischung in ein Glas kochend heißes Wasser gegeben und mit einem Holz- oder Plastiklöffel umgerührt. Diese Mischung wird anschließend so heiß wie möglich getrunken. Dieses Vorgehen sollte am ersten Tag stündlich wiederholt werden, jedoch maximal 10-mal am ersten Tag.

Bei chronischen oder langsam verlaufenden Fällen kann man dreimal täglich die Mischung trinken. Wer keine Zeit hat oder zu schwach ist, um eine Trinkmischung herzustellen, kann die Tabletten zusammen einnehmen und langsam im Mund zergehen lassen – die Wirksamkeit in heißem Wasser ist jedoch höher.

Für Diabetiker möchte ich darauf hinweisen, dass die biochemischen Mittel nicht nur als Tabletten mit Zucker sondern auch als Tropfen erhältlich sind. Fünf Tropfen entsprechen einer Tablette. Dabei können alle Mineralien in ein Glas mit Wasser getropft werden und anschließend im Mund eingespeichelt und geschluckt werden.

Alle genannten Empfehlungen sind zur Unterstützung des Heilprozesses bei Krankheit gedacht. Sie sind hervorragend mit Gemmomazeraten zu kombinieren, wodurch sich die Heilwirkung deutlich steigert.

Indikation	Schüßlersalze
Bronchitis	4, 6, 8, 12
Erkältung	3, 4, 5
Fieber	3, 5, 8 bei hohem Fieber in den ersten zwei Stunden alle 5 Minuten je eine Tablette
grippaler infekt	3, 5, 10
Gürtelrose	5, 7, 8, 10 innerlich. Zusätzlich äußerlich als Creme-Mischung auftragen
Halsschmerzen	3, 4, 12
Herpes	10, 3, 8
Immunsystem stärken	21
Krupp	1, 2, 7, 5, 8
Lungenentzündung	2, 3,4,5, 8
Magen-Schleimhaut-Entzündung	3, 7, 8, 9, 10, 13
Meningitis (Krankenhaus)	1, 3, 5, 8, 11
Sinusitis	3, 8
Warzen	4, 10 innerlich, zusätzlich äußerlich als Creme
Windpocken	5, 3, 4 nach überstandener Erkrankung eine Woche lang Nr. 2 und Nr. 6, dreimal täglich

Homöopathie

Im Jahre 1790 experimentierte der Arzt Samuel Hahnemann mit Chinarinde, der eine Heilwirkung gegen Malaria nachgesagt wurde. Hahnemann nahm Chinarinde ein, ohne selbst an Malaria erkrankt zu sein. In den folgenden Tagen erlebte Hahnemann alle Symptome einer echten Malaria, ohne die Erreger in seinem Blut zu haben. Nach Absetzen der Chinarinde verschwanden alle Symptome spurlos. Dies war die Geburtsstunde der Homöopathie. Hahnemann folgerte aus diesem Versuch, dass Chinarinde nur deshalb Malaria heilen könne, weil sie beim Gesunden in der Arzneimittelprüfung dieselben Symptome hervorrufe.

Hahnemann erinnerte sich an die Schriften Hippokrates, der schon vor 2000 Jahren schrieb: „Ähnliches

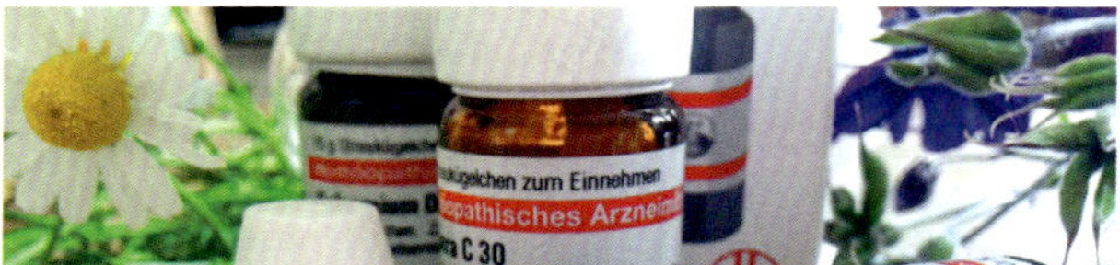

Der große Erfolg der Homöopathie bei Kleinkindern und bei der Tierbehandlung wiederlegt eindeutig den Placeboeffekt.

heilt ähnliches". Hahnemann war der erste, der daraus seine Konsequenzen zog. Er unterzog etwa einhundert Stoffe einer eingehenden Arzneimittelprüfung und schlussfolgerte: „Gib dem Patienten zu seiner Krankheit eine möglichst ähnliche Arzneikrankheit hinzu, so wird diese die ursprüngliche Krankheit vertreiben."

Da Hahnemann seinen Patienten keinen Arzneimittelschaden zufügen wollte, verdünnte er die Medikamente. Er testete an seinen Patienten immer kleinere Dosen, um zu untersuchen bis zu welcher Verdünnung noch eine heilende Wirkung feststellbar sei. Zu seiner Überraschung nahm die Heil-Wirkung seiner Mittel mit jeder weiteren Verdünnung immer weiter zu. Am Ende seines Lebens arbeitete Hahnemann übrigens fast ausschließlich nur noch mit Q-Potenzen (1/50.000 Verdünnung), die sich in Deutschland fälschlicherweise als LM-Potenzen (LM bedeutet 950 und nicht 50.000 wie meist angenommen) eingebürgert haben.

Im Laufe der letzten 250 Jahre wurden trotz aller schäbigen Kampagnen von Seiten gewisser Interessengruppen die Wirkungen homöopathischer Mittel und ihrer Verdünnungen sorgfältig dokumentiert. Es wurden im Laufe der vielen Jahre auch viele Mittel entdeckt, die eine Wirkung auf das Immunsystem haben. Diese Mittel sind in der homöopathischen Fachliteratur seit Jahrzehnten veröffentlicht.

Die klassische Homöopathie ist jedoch eines der schwersten Felder der Medizin, da die klassische Homöopathie ein geradezu enzyklopädisches Wissen um die einzelnen Mittel verlangt – gepaart mit großer Erfahrung und der nötigen Intuition, um das richtige Mittel zu finden. Denn es gilt der Satz „Gleiches heilt Gleiches“ und um aus der Masse der Mittel das genau passende in der richtigen Potenzierung zu finden, bedarf akribischer, detektivischer Arbeit. So ist auch nicht jeder als Therapeut für klassische Homöopathie geeignet. Die Homöopathie ist deshalb meines Erachtens der Königsweg unter allen Therapieverfahren.

In der folgenden Liste finden Sie Mittel, die sich in der Vergangenheit bei viralen Belastungen erfolgreich bewährt haben. Denken Sie jedoch daran, dass nur das exakte Medikament (Simillimum) helfen kann. Sollten die vorgestellten Mittel nicht helfen, ist zu empfehlen, dass Sie einen geeigneten klassischen Homöopathen aufsuchen.

Ist das exakte zum Patienten passende Medikament bekannt, kann entgegen den Angaben in der folgenden Tabelle auch mit LM-Potenzen gearbeitet werden, die dann aber eine sehr tief gehende Wirkung entfalten. LM-Potenzen dürfen täglich nach Anweisung der Hersteller oder des Heilpraktikers eingenommen werden, sollten jedoch von einem klassischen Homöopathen ausgearbeitet werden.

Nehmen Sie das Mittel Ihrer Wahl jeweils, wenn Sie es benötigen, jedoch nicht mehr als 10 Dosen, im Abstand von zwei Stunden. Eine Dosis entspricht entweder einer Tablette oder 5 Globuli.

Krankheit	Mittel	Symptome
Drüsenfieber	Belladonna C30	plötzlicher Beginn mit hohem Fieber, Erregtheit, gerötetes Gesicht.
	Cistus C6	Schüttelfrost, Herausstrecken der Zunge schmerzt, kalte Luft verschlimmert die Symptome.
	Ailanthus C6	Kopfweh, Muskelschmerzen, Geschwüre im Mund.
	Phytolacca C6	stark gerötete Mandeln, Schluckbeschwerden mit Schmerzen bis in die Ohren.
	Barium carbonicum C6	stark geschwollene Drüsen, v.a. bei Kindern.
	Calcium carbonicum C6	Schüttelfrost, Schweißausbrüche, Erschöpfung, saurer Geschmack im Mund.
	Mercurius solubilis C6	druckempfindliche Lymphdrüsen, übelriechender Schweiß.

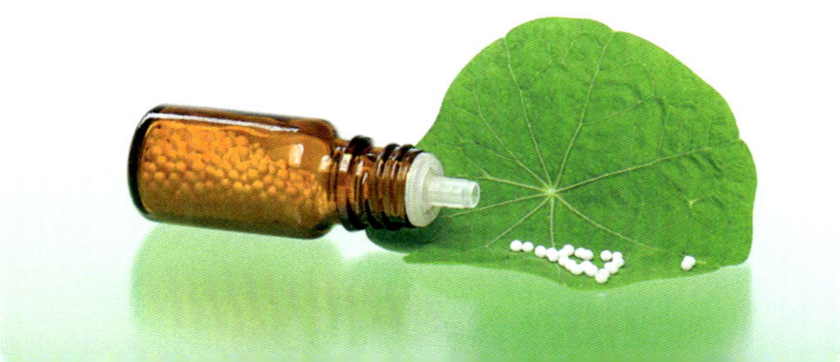

Grippaler Infekt	Gelsemium C6	Müdigkeit, Schwäche, Schüttelfrost, kein Durst, Kopfschmerzen, Frösteln entlang der Wirbelsäule.
	Bryonia C30	innere Hitze, Reizbarkeit, starker Durst, Kopfweh durch Husten verschlimmert, Gefühl auszutrocknen.
	Arsenicum album C6	Augen und Nase laufen, fühlen sich heiß an.
	Eupatorium C6	starke Gliederschmerzen wie bei gebrochenen Knochen, Schüttelfrost, starke Kopfschmerzen, Augäpfel fühlen sich wund an.
	Aconitum C30	plötzlich einsetzende Symptome v.a. bei kaltem, trockenem Wetter.
	Belladonna C30	plötzlich einsetzende Grippesymptome, hohes Fieber, gerötetes Gesicht.
Grippevorbeugung und Immunisierung	Grippe-Nosode C30	Im Winter: Immunisierung mit der Grippe-Nosode C30. Diese wird in den Wintermonaten einmal alle drei Wochen eingenommen.

Gürtelrose	Rhus toxicondendron C6	bläschenübersäte, rote, juckende Haut, v.a. bei Befall der Kopfhaut.
	Arsenicum album C6	brennende Schmerzen, Herde werden zahlreicher und wachsen zusammen, Erschöpfung, Frösteln
	Mezereum C6	starken Nervenschmerzen, Haut brennt und juckt, braune Schuppen, v.a. für ältere Menschen.
	Lachesis C6	Befall der linken Körperseite, Schwellungen erfahren Linderung durch Kälte
	Variolinum C30	zur Vorbeugung nach Kontakt mit an Windpocken oder Gürtelrose Erkrankten
	Cistus C6	Schüttelfrost, Herausstrecken der Zunge schmerzt, kalte Luft verschlimmert die Symptome.

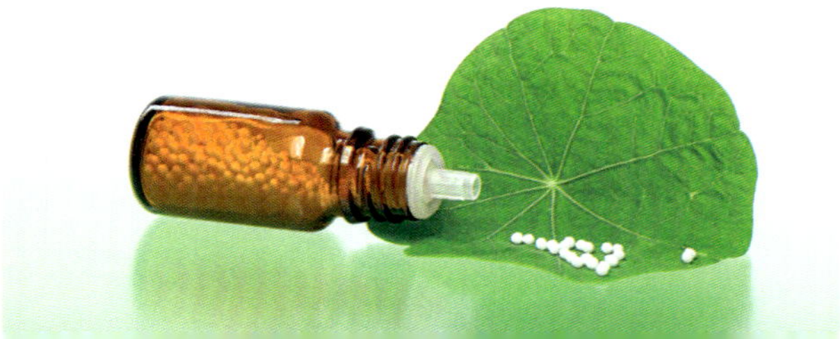

Komplexmittel-Homöopathie

In späteren Jahren experimentierte Hahnemann in besonderen Fällen auch mit der Kombination verschiedener Homöopathika, wie er es in seinem Buch Organon Nr. 5 beschreibt. Dies war ungewollt die Geburtsstunde der Komplexhomöopathie. Später gab Hahnemann auf Drängen seiner Schüler die Kombination von verdünnten Medikamenten auf, da seine Schüler Wert darauflegten, sich von der damaligen etablierten Medizin zu unterscheiden.

Der Grundgedanke, verschiedene Mineralien-, Pflanzen- oder Tierstoffe zu einem Medikament zu mischen, blieb jedoch erhalten und führte zur Entwicklung der Komplexmittel-Homöopathie, die ebenso wie die reine Homöopathie bei richtiger Anwendung zu guten Ergebnissen führen kann. Das Ziel der Komplexmittel-Homöopathie ist es, mit allen Vorteilen einer homöopathischen Behandlung eine Krankheit zu behandeln und – wenn möglich – auch zu heilen. Der Vorteil für den Behandler ist ein leichterer Umgang mit den Medikamenten. Nachteil der Komplexhomöopathika ist die Tatsache, dass am Ende weder der Behandler noch der Patient wissen, welcher Inhaltsstoff die Wende im Krankheitsverlauf brachte. Zudem wird häufig von klassischen Homöopathen der Einwand geltend gemacht, dass Komplexhomöopathika das Gefüge der Lebensenergie im Patienten verschieben und dadurch eher schädlich seien. Komplexpräparate sind gegenüber den klassischen Homöopathika auch häufig wesentlich teurer, so dass für viele Patienten eine klassische homöopathische Betreuung preiswerter ist. So kann eine Behandlung mit klassischen Homöopathika oftmals nur wenige Euro kosten, während eine Behandlung mit Komplexpräparaten oftmals mehrere hundert Euro benötigt. Der Patient muss an dieser Stelle entscheiden, welchen Therapien er den Vorzug gibt.

Die Erfahrung vieler Therapeuten, die mit Komplexpräparaten arbeiten, ist in der Regel recht gut. Nebenwirkungen wurden – anders als bei den starken, schulmedizinisch verordneten Medikamenten – in Studien bisher nicht nachgewiesen. Da Komplexpräparate auch für Laien sehr einfach handhabbar sind, möchte ich an

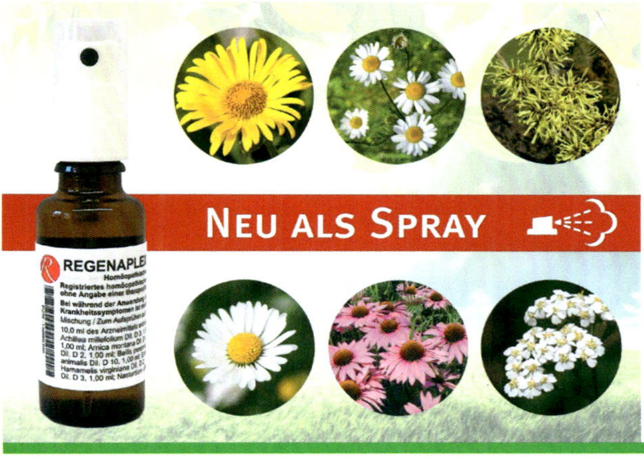

Die Komplexpräparate sind vor allem für Laien einfach handhabbar, da diese gezielt für bestimmte Krankheiten vorliegen.

dieser Stelle näher auf dieses Thema eingehen. Die Streitigkeiten zwischen unterschiedlichen Therapieauffassungen mögen uns hier nicht weiter interessieren, da die Streitigkeiten bisher nicht auf wissenschaftlichen Daten gründen.

Die Komplexhomöopathie arbeitet damit, Blockaden zu lösen, indem verschiedene Organsysteme und Gewebe angeregt werden. So gibt es Mittel nur für die Leber, Milz oder Nieren, aber auch verschiedene heilkräftige Mittel gegen die verschiedensten Krankheiten.

Ziel einer komplexhomöopathischen Therapie ist es, die Körperzellen zu öffnen, Giftstoffe zur Ausscheidung zu bringen und anschließend die Zellen zu regenerieren. Die Wahl der Mittel richtet sich nach dem Verlauf der Krankheit, dem Stadium, in dem sich die Krankheit befindet, sowie den begleitenden Symptomen. In einem Gespräch nimmt der Therapeut die Krankengeschichte auf (Anamnese) und mit zusätzlichen Diagnosemethoden wie Gesichts- und Zungendiagnose aber auch mit ärztlichen Befunden, die der Patient mit in die Praxis bringt, sucht der Therapeut Schwachstellen im Körper, die mit kuriert werden müssen. Anschließend erarbeitet er auf Grundlage seiner Methode eine Rezeptur mit Medikamenten, die der Patient im Laufe der Zeit einnehmen muss.

Art und Dosierung der Medikamente richten sich nach der Grunderkrankung sowie Alter und Gewicht. Diese werden individuell auf den Patienten zugeschnitten. Bei den meisten Erkrankungen kann man sich jedoch mit einfachen Mitteln – anfangs begleitend zur schulmedizinischen Therapie – behandeln.

Die Schweizer Firma Regenaplex AG hat ein besonders wirksames komplexhomöopathisches Mittel entwickelt, dass ich meinen Lesern nur wärmstens empfehlen kann:

REGENAPLEX NR. 150 als allgemeines Virenmittel, dass in Krisenzeiten, auch zur Prophylaxe eingenommen werden kann. In der Praxis habe ich häufig erleben dürfen, wie gut dieses Mittel bei den verschiedensten viralen Infektionen wirkt. Sollte dieses Mittel nicht erhältlich sein, gibt es ein genauso wirksames Ersatzmittel: REGENAPLEX NR. 150ª, welches dieselben Wirkstoffe in einer anderen Potenzierung enthält.

Regenaplexe haben aufgrund der in ihnen enthaltenen Wirkstoffe ein breites Wirkspektrum. So gibt es Regenaplexe, die auf die Leber einwirken, andere heilen die Niere etc.

- *Regenaplexe wirken in drei voneinander abhängigen Ebenen:*
- *Entgiftung der Zellen*
- *Ausleitung der freiwerdenden Stoffe*
- *Heilende Mittel*

So bekämpft z.B. das Regenaplex Nr. 150 Viren, aber damit die gelösten Zellgifte nicht im Körper verbleiben, müssen sie zeitgleich mit den entsprechenden Mitteln über die Ausscheidungsorgane Nieren, Leber, Darm ausgeleitet werden. Deshalb ist es sinnvoll, wenn man bereits eine Virusinfektion hat, neben Regenaplex Nr. 150 weitere Mittel einzunehmen. Um Ihnen die Wahl der Mittel zu erleichtern, möchte ich Ihnen die Wirkung verschiedener Regenaplexe beschreiben. Die u.a. Tabelle gibt Ihnen am Beispiel verschiedener Viruserkrankungen mögliche Kombinationen an die Hand, die sich in der Praxis bewährt haben.

In untenstehender Tabelle sind in der Praxis bewährte Kombinationen von Regenaplexen angegeben. Sie können sich aus der obigen Mittelbeschreibung noch zusätzliche Regenaplexe aussuchen, wenn Sie glauben, dass das eine oder andere Mittel Ihnen besonders wohltut. Die in der Tabelle empfohlenen Regenaplex-Kombinationen haben sich in der Praxis gut bewährt, bei Fragen sollten Sie sich zusätzlich an einen Heilpraktiker oder Arzt für Naturheilkunde wenden, der mit Regenaplexen arbeitet.

Mittel	Indikation
Regenaplex Nr. 3	Wirkt im Kopf auf Schleimhäute und Hirnhaut, bringt eitrige Herde im Kopf zur Ausscheidung. Als Schutzmittel bei der Frühjahr-Sommer-Enzephalitis (FSME) unbedingt mit einsetzen.
Regenaplex Nr. 3a	Alle Entzündungen im Hirnbereich, auch zur Nachbehandlung lange zurückliegender Gehirnentzündungen. Hauptmittel bei FSME.
Regenaplex Nr. 3b	Alle cerebralen Entzündungen, FSME. Sollte in der Praxis zeitgleich mit Regenaplex 3a eingenommen werden.
Regenaplex Nr. 4	Starkes Bronchialmittel. Wirkt bis tief in die Lunge und ist Bestandteil des „Lungencocktails" aus Tabelle S.78
Regenaplex Nr. 5	Wirkt tief im Bronchialgewebe und ist ein starkes Heilmittel bei Lungenentzündung. Wirkt fiebersenkend.
Regenaplex Nr. 6	Wirkt positiv bei allen Formen von Entzündungen, Vergiftungen und Schwellungen. Über Milz und Lymphe leitet es schädliche Stoffe aus. Dieses Mittel sollte in jeder Verordnung mit eingenommen werden.
Regenaplex Nr. 20a	Wirkt bei allen Entzündungen im Rachen-Hals-Raum.

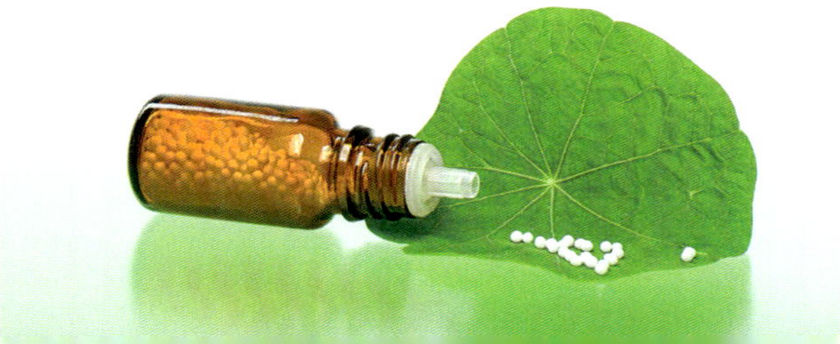

Regenaplex Nr. 23a	Es ist ein starkes Blutentgiftungsmittel, das Zellen intensiv reinigt. Dabei kann es bei manch einem Patienten vorübergehend zu Ekzemen kommen, wenn der Körper die freiwerdenden Gifte über die Haut ausscheidet. Mit fortschreitender Heilung klingen diese Ekzeme jedoch schnell ab.
Regenaplex Nr. 26a	Wirkt sehr stark bei Entzündungen im Bauch- und Beinbereich, entgiftet Blut und Lymphe und reinigt den Körper.
Regenaplex Nr. 26b	Der Erfinder, Herr Stahlkopf, beschrieb dieses Mittel als homöopathisches Messer, welches Einlagerungen löst, Entzündungen hemmt und die Gewebedurchblutung verbessert.
Regenaplex Nr. 26c	Begleitmittel bei Gürtelrose gegen Juckreiz.
Regenaplex Nr. 28b	Das Herpesmittel. Lippenherpes weicht meist innerhalb kürzester Zeit, wenn Sie dieses Mittel mit den Regenaplexen 6 und 62b kombinieren. Dreimal täglich 8 – 10 Tropfen und zusätzlich den Herpes äußerlich mit dem Mittel betupfen.
Regenaplex Nr. 36a	Ein Mittel für die Kopflymphe. Löst Krankheitsherde im Kopfbereich auf und bringt Eiterungen zur Ausscheidung.
Regenaplex Nr. 38a	Gegen Bronchitis und Husten. Im akuten Stadium viermal täglich 10 Tropfen, bei Besserung auf einmal täglich 10 Tropfen reduzieren.
Regenaplex Nr. 38c	Bei Bronchitis, Kehlkopfentzündung, Rippenfellentzündung.

Regenaplex Nr. 39a	Verbessert die Durchlässigkeit der Zellmembran, wirkt positiv auf die Schilddrüse und baut abgestorbenes Gewebe ab.
Regenaplex Nr. 39b	Bei Zellveränderungen und Durchblutungsstörungen der Gewebe.
Regenaplex Nr. 41a	Fiebermittel
Regenaplex Nr. 42	Grippale Infekte, Bronchitis, chronische Erkrankungen der Atemorgane. Bei ersten Grippesymptomen muss das Mittel sofort hochdosiert eingenommen werden.
Regenaplex Nr. 45a	Halsschmerzen, Mandelentzündung. Zur Steigerung der Abwehrkräfte. Wirkt sehr stark bei allen Entzündungen im Rachenbereich.
Regenaplex Nr. 48a	Dieses Mittel gehört in die Hausapotheke. Es ist das homöopathische Antibiotikum. Es wirkt gegen Blutvergiftung, Eiterungen und Entzündungen.
Regenaplex Nr. 50a	Ein starkes Nierenmittel, das gegen alle Entzündungen und Eiterungen zur Ausleitung über die Nieren eingesetzt werden sollte.
Regenaplex Nr. 62a	Entgiftet den Darm, wirkt gegen Durchfall und senkt Fieber bis 39°.
Regenaplex Nr. 62b	Entgiftet Darm und Leber. Bei starken Durchfällen mit 62a kombinieren.

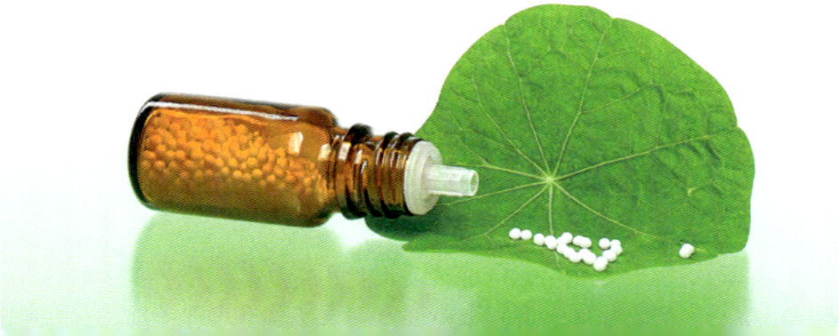

Regenaplex Nr. 64a	Magenschleimhautentzündung und Lebensmittelvergiftung sind die Hauptindikationen dieses Heilmittels. Viele Patienten mit Gastritis berichten von sofortiger Linderung ihrer Beschwerden.
Regenaplex Nr. 65a	Bei Durchfall und Dünndarmentzündungen wirksam.
Regenaplex Nr. 71a	Entgiftet die Schleimhäute im Kopfbereich und ist stark entzündungshemmend. Wirksam bei Sinusitis (Nasennebenhöhlenentzündung), Schnupfen und Nasenpolypen.
Regenaplex Nr. 72a	Ein hervorragendes Mittel beim Pfeifferschen Drüsenfieber. Wirt entgiftend auf die Schleimhäute im Rachenbereich.
Regenaplex Nr. 79	Das Lebermittel schlechthin. Entgiftet die Leber, die Leberwerte normalisieren sich, Leberentzündung (Hepatitis) wird wirksam bekämpft.
Regenaplex Nr. 89a	Verwachsungen, Vernarbungen und Durchblutungsstörungen sind die Hauptindikationen dieses Mittels.
Regenaplex Nr. 95	Heilmittel gegen akute und chronische Entzündungen im Beckenbereich.
Regenaplex Nr. 98c	Hauptmittel gegen Gürtelrose.
Regenaplex Nr. 100/1	Entgiftet bis in die Zellen hinein, reguliert den PH-Wert, verbessert die Leistung der Zelle und des Immunsystems.
Regenaplex Nr. 141a	Gegen alle Arten von Warzen.

Regenaplex Nr. 150	Gegen alle viralen Infektionen wie Hepatitis, Herpes, Grippe, bei Mangel an Leukozyten, stärkt das Immunsystem, kann auch zur Prophylaxe vor Ansteckung eingenommen werden.
Regenaplex Nr. 150a	Ersatzmittel für Nr. 150. Enthält dieselben Wirkstoffe in veränderter Potenzierung, die Indikationen sind dieselben wie bei Nr. 150.
Regenaplex Nr. 202	Chronisches Pfeiffersches Drüsenfieber, Drüsen- und Lymphknotenschwellungen.
Regenaplex Nr. 202a	Dieselben Indikationen wie Nr. 202, wirkt jedoch im akuten Fall stärker.
Regenaplex Nr. 203	Herpes Zoster. Bei der Gürtelrose unbedingt einsetzen, da es die damit verbundenen Nervenschmerzen lindert.
Regenaplex Nr. 215	Ist ein Virenmittel, das bei Mittelohrentzündungen aber auch bei Mumps hilft. Lymphknotenschwellungen sind eine weitere Indikation dieses Mittels.
Regenaplex Nr. 510a	Wirkt gegen alle Entzündungen und Vergiftungen, Nahrungsmittelgifte und Schäden durch Tier- und Insektenbisse.

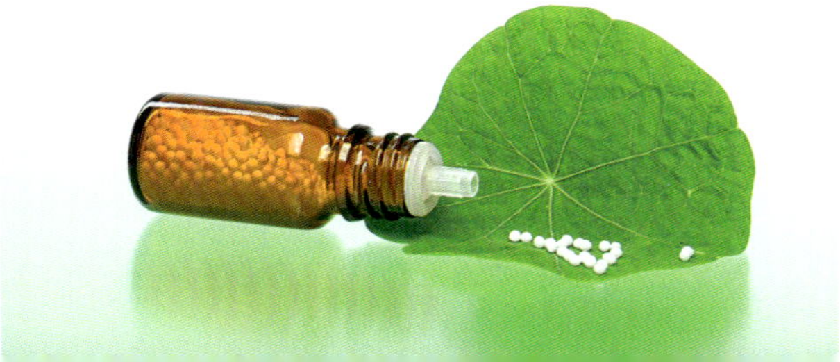

Beachten Sie bitte bei der Einnahme folgende Regeln, damit die Mittel ihre Wirkung entfalten können:

- Die Regenaplexe Nr. 6 und Nr. 510ª, *sollten mit mindestens 8 Stunden Abstand eingenommen werden, da die Mittel sich sonst in ihrer Wirkung gegenseitig aufheben.*

- Regenaplex 100/1 *nicht am Abend einnehmen, da Sie sonst möglicherweise so energetisiert werden, dass Sie nicht einschlafen können.*

- Die Regenaplexe Nr. 6 und Nr. 50ª *getrennt voneinander einnehmen (50ª morgens, 6 abends), da sonst der Blutdruck um 20mmHG sinken kann.*

- Regenaplex 50ª *lieber am Morgen einnehmen, da es die Nierenausscheidung anregt. Abends eingenommen kann es sein, dass Sie in der Nacht wegen stärkerem Harndrang häufiger aufstehen müssen.*

Normalerweise werden nicht mehr als 6 bis 8 verschiedene Regenaplexe im Laufe des Tages eingenommen, davon 3 bis 4 am Morgen, und die restlichen am Abend – jeweils auf nüchternen Magen. In Ausnahmefällen

– schweren Krankheiten, wie einer Meningitis – kann sich die Anzahl der verwendeten Regenaplexe erhöhen. Dann können einige Mittel auch am Mittag 15 bis 30 Minuten vor der Mahlzeit eingenommen werden.

DIE DOSIERUNG DER REGENAPLEXE IST GANZ EINFACH:

- Erwachsene nehmen ein Glas stilles Wasser, 150 bis 200mlfügen von jedem gewählten Mittel (jedoch nicht mehr als 4 verschiedene) 8 bis 10 Tropfen hinzu, so dass die Regenaplexe in einem Glas Wasser gemischt sind, und trinken diese Mischung schluckweise langsam aus. Am Abend oder – wenn mehr als 8 Regenaplexe eingenommen werden – auch am Mittag wiederholen Sie die Einnahme mit den restlichen Mitteln.

Kinder bekommen entsprechend weniger Tropfen in ihre Mischung.

Je nach Alter kommt für je 2 Lebensjahre ein Tropfen in ein Glas mit Wasser. So bekommt z.B. ein vierjähriges Kind von jedem Mittel nur zwei Tropfen in die Mischung. Babys können über die Muttermilch versorgt werden, d.h. die Mutter nimmt die Regenaplexe ein und die Mittel werden über die Muttermilch weitergegeben. Wegen des Geschmacks geben manche Eltern den Kindern die Tropfen mit etwas Saft.

Indikation	Regenaplexe
Bronchitis	4, 6, 38a, 50a, 62a
Epstein-Barr	3, 3b, 28b, 150 oder 150a, 510a, 50a, 23a, 6, 62a
Erkältung	42, 4, 6, 45a, 38a, 50a, 71a, 62a
Fieber	Niedriges Fieber. 62a, 6. 50a, 23a Hohes Fieber: Mehrmals täglich 41a, 62a, 6, 50a, 23a
grippaler infekt	42, 4, 6, 45a, 38a, 50a, 71a, 62a
Gürtelrose	98c, 203, 6, 26c, 62a, 50a, 510a, 28b Äußerlich Regena Hautfluid G und W, 1:10 verdünnt auf befallene Stellen aufsprühen
Halsschmerzen	72a, 20a, 45a, 39a, 6, 38c, 50a
Herpes	6, 28b, 62b
Krupp	29, 39a, 39b, 202, 26b, 50a, 49a, 89a, 6
Lungenentzündung	Lungencocktail: 5, 4, 38 a, 42 = je 40 Tropfen 6 = 30 Tropfen 50a = 10 Tropfen
Magen-Schleimhaut-Entzündung	62a, 65a, 64a, 510a, 50a, 6, 79
Meningitis (Krankenhaus)	3, 3a, 6, 23a, 48a, 71a, 50a, 215, 95, 510a, 150 oder 150a
Pfeiffersches Drüsenfieber	45a, 150, 6, 26a, 62a, 48a, 202, 202a, 215, 72a
Sinusitis	3, 71a, 48a, 6, 50a, 36a, 62a

VirenProphylaxe	150 oder 150a, 6, 50a, 62 a
Virusinfektionen, allgemein	150 oder 150a, 6, 26 a, 23a, 50a, 510a
Warzen	141a, 23a, 6, 50a, 26b, 89a
Windpocken	6, 23a, 26a, 62a, 50a, 100/1 Äußerlich Regena Hautfluid G, 1:10 verdünnt auf befallene Stellen aufsprühen

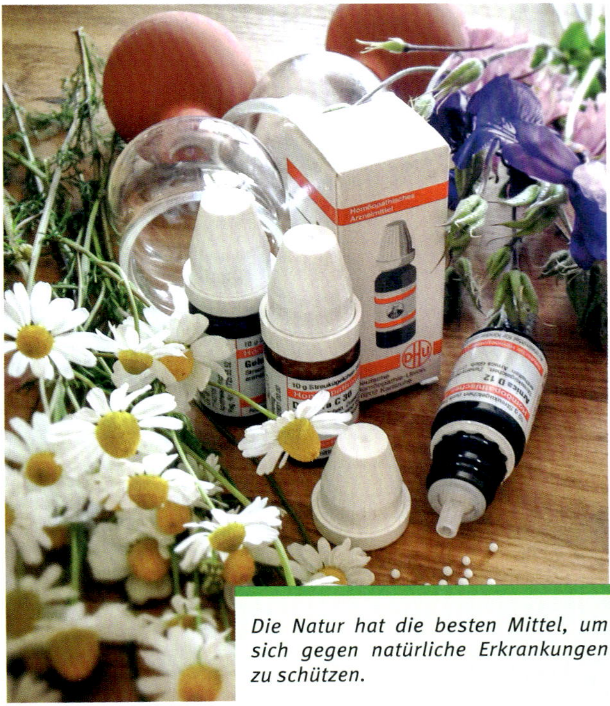

Die Natur hat die besten Mittel, um sich gegen natürliche Erkrankungen zu schützen.

Gemmomazerate und Tinkturen

Vor einigen Jahren stieß ich durch einen Artikel in der Zeitschrift Wege zur Gesundheit auf einen kurzen Artikel zu einer – mir bis dahin völlig unbekannten – Therapieform aus Belgien: der Gemmotherapie. In der darauffolgenden Zeit experimentierte ich erst am eigenen Körper und anschließend an Familienmitgliedern mit Gemmomazeraten und Tinkturen, um herauszufinden, ob diese Form der Pflanzenheilkunde (Phytotherapie) auch wirklich für den Menschen mit teils schweren Erkrankungen funktioniert. Die Ergebnisse waren so erstaunlich, dass Gemmomazerate und auch pflanzliche Tinkturen seitdem einen festen Platz in meiner Praxis aber auch in meinem privaten Leben gefunden haben. Ich möchte diese Mittel nicht mehr missen und bedanke mich an dieser Stelle herzlichst bei Frau Garstenauer von der Firma Phytopharma aus Österreich, die mir bei der Erkundung dieser Therapieform stets mit klugem Rat und großem Einsatz zur Seite stand.

Das lateinische Wort Gemma bedeutet Knospe und unter Gemmotherapie versteht man folglich Knospentherapie, eine erstmals 1959 von seinem Entwickler, dem belgischen Arzt Dr. med. Pol Henry, veröffentlichte Form der Phytotherapie (Pflanzentherapie). Dieser ging davon aus, dass im Embryonalgewebe von Pflanzen alle genetischen Informationen vorhanden sind und dass deswegen die höchste Heilkraft der Pflanzen in diesem Gewebe, d.h. dem Knospengewebe, aber teilweise auch in jungen Trieben und Wurzelspitzen ruht. Die Kraft dieser Pflanzengewebe zeigt sich in unbändiger Schönheit und Vitalität, wenn im zeitigen Frühjahr die Pflanzen beginnen auszuschlagen. Hier manifestiert sich die unbeschreibliche Wachstumsenergie der Pflanzen: das Potential zu heilen und zu erblühen. Und hier liegt die größte Kraft für die Herstellung der Pflanzentherapeutika verborgen.

Zu dieser Zeit werden die für die Herstellung der Heilmittel notwendigen Pflanzenbestandteile geerntet, vorsichtig gereinigt und über Wochen in einem Gemisch aus Ethanol und Glyzerin mazeriert, d.h. eingeweicht. Daher leitet sich der Begriff Gemmomazerat ab, was so viel bedeutet wie eingeweichte Knospen.

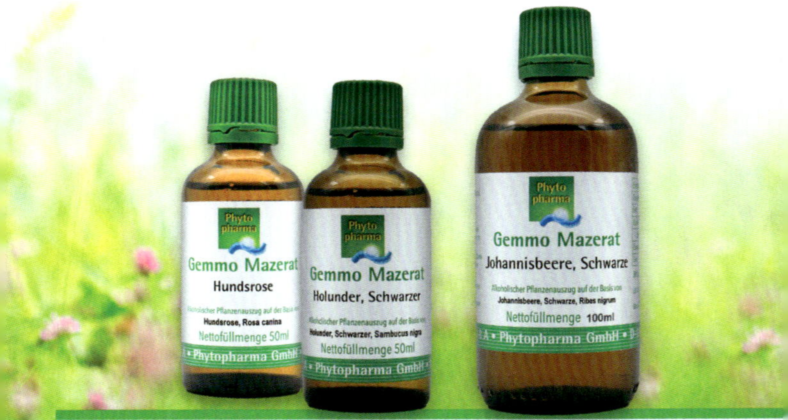

Die Phytopharma Gemmo-Mazerate stehen für Spitzenqualität und ethische Firmenphilosophie bei Umwelt- und Tierschutz.

In diesem Prozess lösen sich die heilkräftigen Bestandteile der verwendeten Pflanzenteile in der Lösung auf. Dieses „Mutter-Mazerat“ wird dann auf ein Zehntel verdünnt, so dass Nebenwirkungen der Mazerate so gut wie ausgeschlossen sind.

Die Mazerate wirken sowohl im körperlichen Bereich als auch im seelisch geistigen und sind oftmals in der Lage, sanfte Korrekturen einzuleiten, die häufig fast unbemerkt vonstattengehen. Viele Patientinnen/Patienten, denen ich Mazerate empfahl, berichteten von erstaunlichen Verbesserungen ihrer Gesundheit, einer Zunahme ihrer Vitalität aber auch einer deutlichen Verbesserung des psychischen Wohlbefindens. So berichtete mir erst gestern eine Patientin, die wegen einer juvenilen Makuladegeneration bei mir in Behandlung ist, nach nur zweiwöchiger Einnahme des Gemmomazerates Silberlinde (Tilia tomentosa) von einer so deutlichen Verbesserung ihres psychischen Befindens, dass sie wieder Ziele im Leben hat und wieder ihr Leben genießen kann, nachdem sie zuvor wegen ihrer Krankheit durch dunkle Zeiten schreiten musste und völlig verzweifelt war.

Andere Patienten berichteten von Verbesserungen im Bewegungsapparat, Schmerzreduzierung, zunehmender Vitalität, mehrere Männer erreichten mit Einnahme eines anderen Gemmomazerates eine Senkung krankhafter Prostatawerte, Entzündungen wurden gelindert etc. etc. Die Einsatzmöglichkeiten der Gemmotherapeutika sind nahezu unbegrenzt.

Hier wollen wir uns jetzt jedoch auf die Mittel, die sich zur Stärkung des Immunsystems und im Kampf gegen Viren und Bakterien bewährt haben, beschränken.

Zur Prophylaxe von viralen Infektionen ist es von immenser Bedeutung, das Immunsystem aufzubauen. Da unsere Körper wie im Vorwort beschrieben aufgrund unserer Lebensweise zu chronischen Entzündungen neigt, ist der erste Schritt zur Stärkung des Immunsystems der Abbau von Entzündungen.

Dazu gibt es neben der Abhärtung durch Atem- und Kältetraining (siehe S.17 ff) die Möglichkeit, den Körper mit pflanzlichen und mineralischen Mitteln von chronischen Entzündungen zu befreien und zusätzlich Mittel einzusetzen, die Viren abwehren. Folgende Mittel haben sich bewährt:

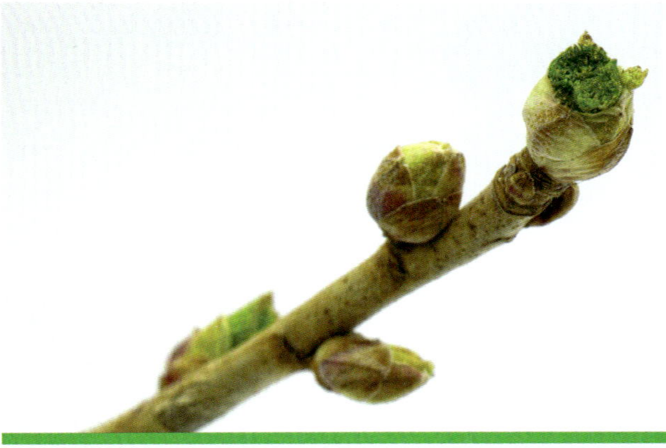

Die Knospen, hier „Schwarze Johannisbeere", sind Träger der ganzen Pflanzeninformation.

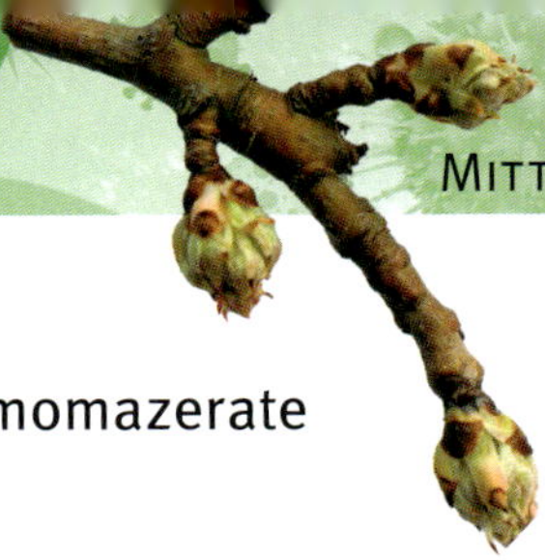

Gemmomazerate

SCHWARZE JOHANNISBEERE *Ribes nigrum*

Ehrlich gesagt ist dies mein Lieblingsmazerat, da es wirklich sehr lecker schmeckt. Viele Patienten haben mir spontan bestätigt, dass sie nach der Einnahme dieses Mittels Lust auf noch mehr davon bekamen, da es sehr fruchtig schmeckt.

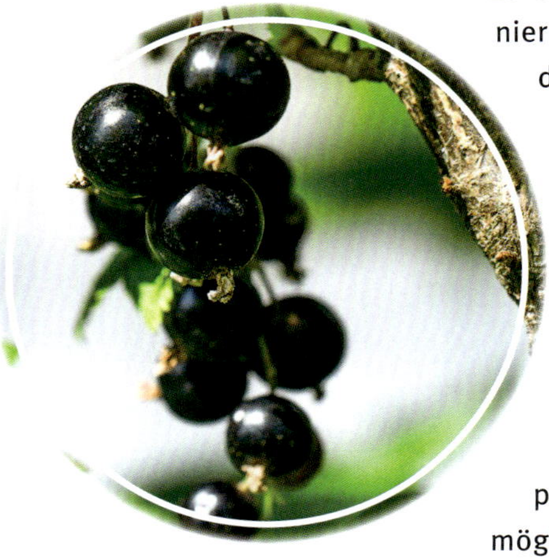

Es stimuliert die Nebennierenrinde, wodurch die körpereigene Cortisolproduktion angehoben wird. Cortisol reduziert Entzündungen, weswegen Patienten mit schweren Entzündungen häufig Cortisonpräparate mit all ihren möglichen Nebenwirkungen verabreicht werden. Hier gehen wir den natürlichen Weg über die Anregung der Nebennierenrinde zur Entzündungsbekämpfung. Das Gemmomazerat der Schwarzen Johannisbeere ist tatsächlich stark entzündungshemmend, weswegen es bei der Linderung von Entzündungen an erster Stelle steht.

ECHTER FEIGENBAUM *Ficus carica*

Der Echte Feigenbaum gehört zu den ersten von Menschen angebauten und wirtschaftlich genutzten Pflanzen. In verschiedenen Religionen wird der Feigenbaum erwähnt. So haben Adam und Eva im Alten Testament ihre Scham vor Gott mit einem Feigenblatt bedeckt, Buddha soll die Erleuchtung unter einem Feigenbaum meditierend erlangt haben. Der milchähnliche Saft des Baumes reizt die Haut, doch seine reifen Früchte schmecken köstlich. Das Gemmomazerat des Feigenbaums wirkt auf die Schleimhäute entzündungshemmend, weswegen es sich bei Magen-Darmentzündungen bis hin zu schweren Darmerkrankungen wie Morbus Crohn bewährt hat. Die meisten Leserinnen und Leser wissen bereits, dass das Immunsystem im Darm sitzt. Genau dies ist auch der Grund, warum die Knospen des Feigenbaums zur Stärkung des Immunsystems verwendet werden. Phytotherapeuten (Pflanzentherapeuten) beobachteten auch eine antivirale Wirkung des Feigenbaumes bei Warzen. Insofern ist das Gemmomazerat eines der Mittel der Wahl zur Stärkung des Immunsystems über den Darm als auch zur Bekämpfung von Viren.

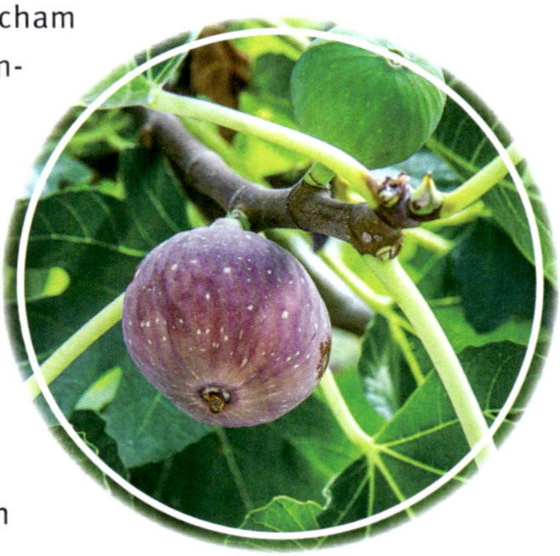

SCHWARZERLE *Alnus glutinosa*

Die Schwarzerle wächst an feuchten Standorten wie Auenwäldern, an fließenden Gewässern oder Sumpflandschaften. Ihre Wurzeln und Stämme sind gegen Fäulnis teils über Jahrhunderte resistent, weshalb venezianische Stadtplaner ihre Stämme zur Gründung im Wasser verwendeten. Das aus ihren Knospen gewonnene Mazerat regt das Immunsystem über die Nebennierenrinde an, wirkt antibiotisch und hemmt Entzündungen. Das Mazerat wird deshalb erfolgreich bei Entzündungen der Atemorgane (Lungen und Bronchien) aber auch bei Magen-Darmentzündungen eingesetzt.

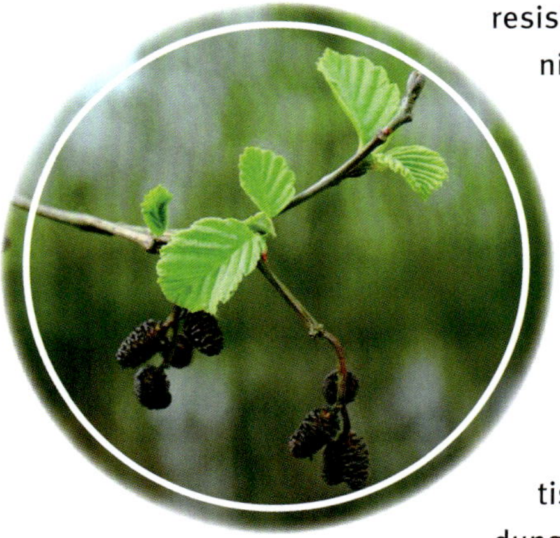

Das Mazerat der Schwarzerle kann zur Prophylaxe von Virenerkrankungen eingesetzt werden, indem das Blut- und Lymphsystem gereinigt und von schädlichen Substanzen befreit wird. So wird das Immunsystem im Kampf gegen Krankheitserreger gestärkt. Sind die Organe des Atemtraktes oder des Verdauungstrakts bereits erkrankt, kann dieses Mazerat in Verbindung mit der Schwarzen Johannisbeere eingenommen werden, um den Betroffenen zu stabilisieren und ihm zu helfen, schnellstmöglich zu regenerieren.

HUNDSROSE *Rosa canina*

Die Hundsrose (auch Heckenrose oder Hagebutte genannt) findet man an Waldrändern und Lichtungen. Sie dient seit Menschengedenken als wichtige Nahrungsquelle aus deren Beeren man Mus, Marmelade, Sirup aber auch Tee herstellen kann. Im Mittelalter empfahl Hildegard von Bingen als Heilmittel gegen Lungenleiden die Blätter dieser Pflanze mit Honig zu mischen. Die Hundsrose wirkt antiviral, lindert Schmerzen und Krämpfe und stärkt das Immunsystem, indem sie die Nebennierenrinde zu höherer Cortisolproduktion anregt. Auch zur Prophylaxe von Viruserkrankungen, z.B. der Wintergrippe, ist das Mazerat der Hundsrose bestens geeignet.

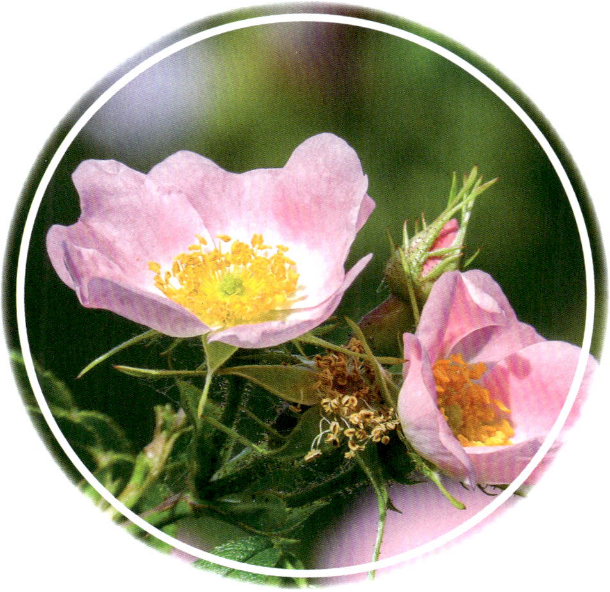

Indikation	Gemmomazerate
Bronchitis	Hundsrose Schwarze Johannisbeere Rosskastanie Brombeere
Epstein-Barr	Hundsrose Schwarze Johannisbeere
Erkältung	Hundsrose Schwarze Johannisbeere Silberweide
Fieber	Gewöhnliche Esche Hundsrose Silberweide Moorbirke Hängebirke
grippaler Infekt	Stündliche Gabe von Hundsrose Schwarzer Holunder Silberweide
Gürtelrose	Feldahorn Bergahorn Hundsrose Stieleiche
Halsschmerzen	Schwarze Johannisbeere
Herpes	Hundsrose Feldulme Schwarzpappel
Lungenentzündung	Schwarzerle Brombeerstrauch
Magen-Schleimhaut-Entzündung	Schwarze Johannisbeere, Echter Feigenbaum Sommerlinde

Pfeiffersches Drüsenfieber	Hundsrose Schwarze Johannisbeere
Sinusitis	Schwarze Johannisbeere Hainbuche Schwarzer Holunder
Virusinfektionen	Hundsrose Feldahorn, Weintraube Schwarze Johannisbeere Feldulme Schwarzpappel
Warzen	Hundsrose Schwarzer Holunder Feldahorn Echter Feigenbaum Libanonzeder
Windpocken	Allgemein unterstützend Hundsrose

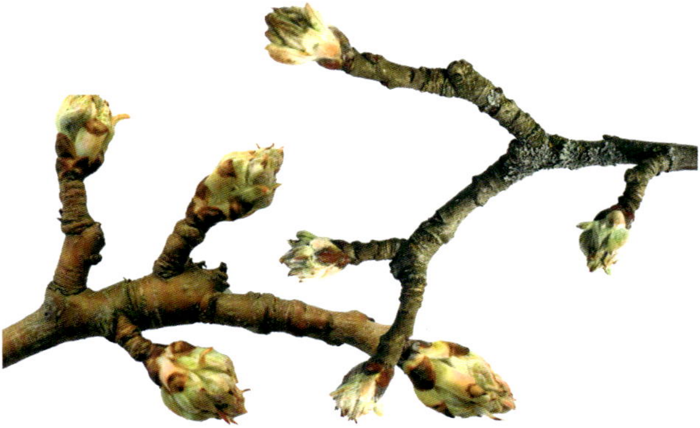

Gemmo-Mazerate sind Kaltwasserauszüge aus Pflanzenknospen. Rechts „Apfel“, links „Birne".

Tinkturen

Gemmomazerate lassen sich sehr gut mit Tinkturen kombinieren, wodurch sich ihre Wirksamkeit deutlich erhöht.

Tinkturen sind alkoholische Auszüge aus frischen, zerkleinerten oder gepressten Pflanzen. Für ihre Wirksamkeit ist die Frische der verwendeten Pflanzen entscheidend. Manche Hersteller verwenden getrocknete Pflanzen, wodurch die Heilkraft unter Umständen reduziert wird. Daher empfehle ich ausschließlich Tinkturen aus Frischpflanzen.

Folgende Tinkturen haben sich in der Naturheilkunde bewährt:

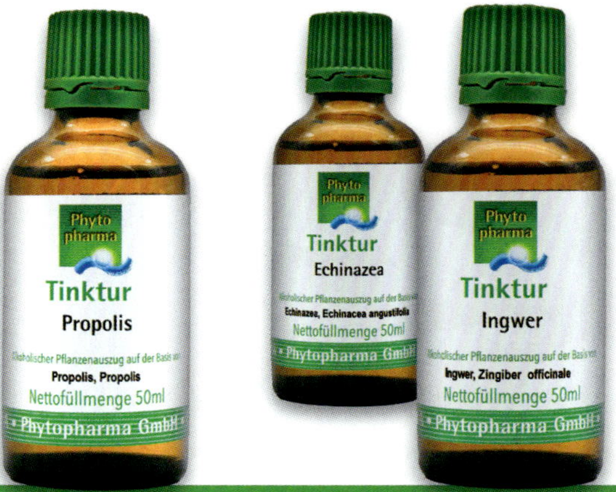

Die Firma Phytopharma in Österreich bietet Pflanzenessenzen mit unterschiedlichen Herstellungsverfahren an.

BRAUNWURZ *Scrophularia nodosa*

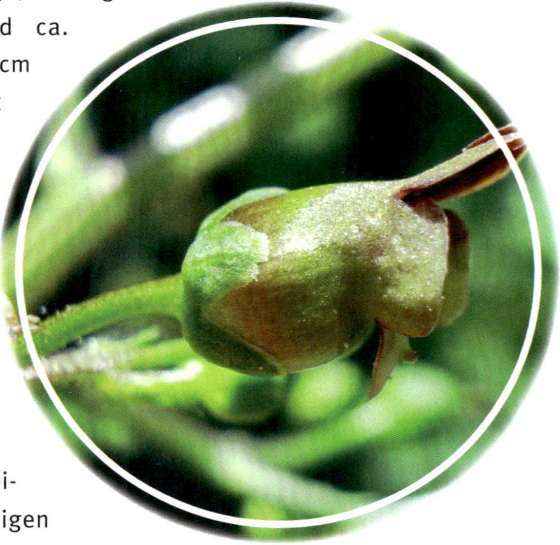

Diese kräftige, krautige Pflanze wird ca. 50 bis100 cm hoch. Sie ist trotz ihrer Größe eher unauffällig, was an ihren braunen, kleinen Blüten und ihren kleinen eiförmigen Blättern liegen mag, die dem Beobachter häufig keinen zweiten Blick wert sind. Zudem riecht sie im frischen Zustand recht unangenehm, was ihrer Beliebtheit sicherlich nicht zuträglich ist. Dabei ist die Pflanze äußerst heilkräftig und findet in der Volksheilkunde ihren festen Platz. Verbreitet ist die Anwendung bei Lymphknotenschwellungen und Ekzemen im Gesicht. Die chronische Mandelentzündung findet hier ein wirksames Heilmittel. Es wird der Pflanze nachgesagt, dass ihre Tinktur die Abwehrkräfte stärkt. Bei Akne und Ekzem-artigen Hauterkrankungen lohnt es sich, eine Behandlung mit Braunwurz-Tee getränkten Auflagen zu versuchen.

SONNENHUT *Echinacea*

Diese Pflanze wurde schon von den Indianern Nordamerikas als Heilpflanze bei Halsschmerzen, Magenschmerzen und Mumps eingesetzt. Heute weiß man aus der Forschung, dass Echinacea die Abwehrzellen aktiviert, was ihre Wirkung bei bakteriellen und viralen Erkrankungen erklärt. 10 Tage vor Beginn der Grippesaison eingenommen beugt es der Ansteckung vor. Die Tinktur ist bei allen grippalen Infekten und Viruserkrankungen angezeigt, da sie das Immunsystem kräftigt. Echinacea sollte jedoch nur über einen begrenzten Zeitraum eingenommen werden, um seine Wirksamkeit nicht zu beeinträchtigen.

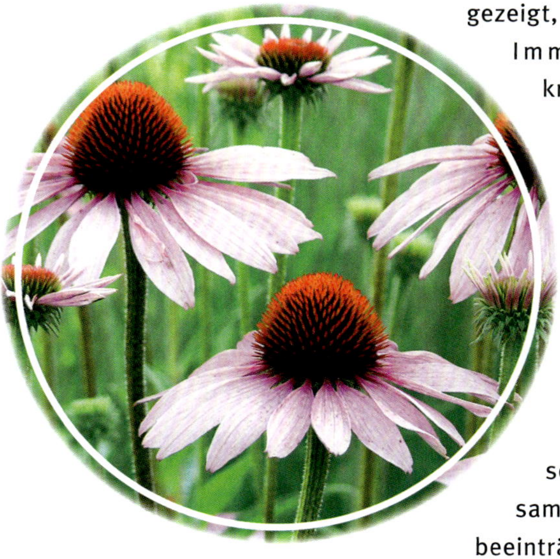

JOHANNISKRAUT *Hypericum perforatum*

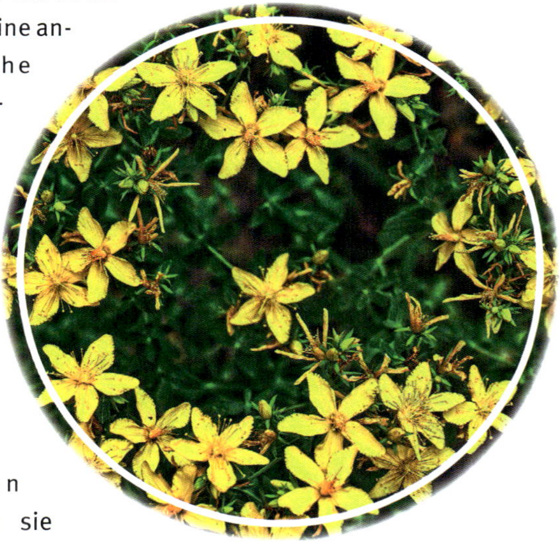

Im Mittelalter wurde dieser Pflanze eine antidämonische Kraft zugeschrieben, da sie als eine reine Lichtpflanze gilt und die Dunkelheit vertreibt. Deswegen nimmt man sie nur in der dunklen Jahreszeit ein. Im Sommer erhöht sie die Lichtempfindlichkeit, weshalb man vom Frühjahr an Tees und Tinkturen aus dieser Pflanze eher meiden sollte. Ihre Wirkung als Antidepressivum ist schon seit langem bekannt, weniger bekannt ist jedoch das Wissen um ihre antivirale Wirkung. Johanniskrauttinktur wirkt krampflösend, antiviral und entzündungshemmend.

PROPOLIS

Propolis ist ein von Bienen produziertes Kittharz, womit Bienen den Eingang zum Bienenstock verschließen, um das Eindringen von Viren, Bakterien und Parasiten zu verhindern. Daraus wird die Eigenschaft abgeleitet, das Eindringen von Keimen in den menschlichen Körper zu hemmen. Propolis regt das Immunsystem an, hemmt Entzündungen im Rachenraum und schützt vor Viren und Bakterien.

Wollen Sie Ihr Immunsystem bereits im Mundraum stärken, können Sie jeden Abend nach dem Zähneputzen zwei oder drei Tropfen der Propolis-Tinktur in etwas Wasser geben und damit gurgeln bzw. die Lösung zwischen den Zähnen für kurze Zeit durchziehen. Anschließend wird die Lösung ausgespuckt und nicht geschluckt, da bei dieser Ziehkur manch schädliche Stoffe im Mundraum gelöst werden und so zur Ausscheidung gebracht werden können.

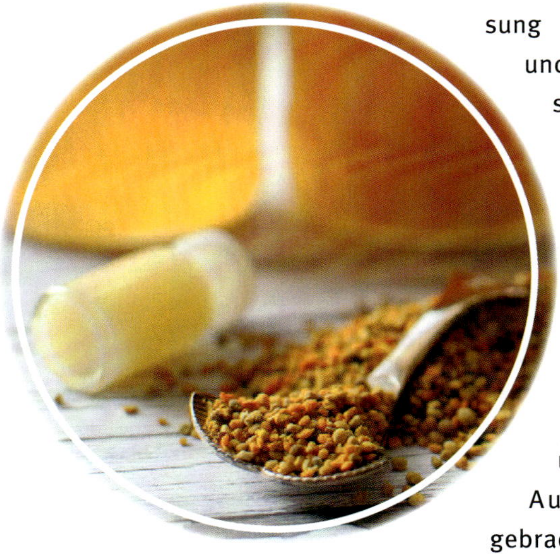

EINJÄHRIGER BEIFUSS *Artemisia annua*

Die einjährige, krautige Pflanze fällt auf durch ihren aromatischen Duft. Die Pflanze wird 50 bis 150 Zentimeter hoch. Der Stängel ist meist kahl, die Blätter sind zwei- bis dreifach gefiedert. Wenige gelbe Röhrenblüten zieren die Pflanze.

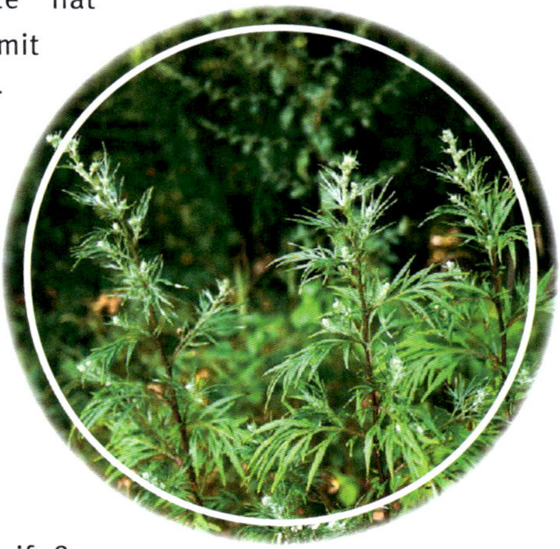

Diese Heilpflanze hat nichts gemeinsam mit dem bei uns als Gewürz bekannten Beifuß (*Artemisia vulgaris*), der auf die Gallensekretion wirkt und deshalb beim Verzehr fetter Speisen die Verdauung unterstützt.

Der einjährige Beifuß dagegen wird als potenzielle Geheimwaffe gegen gefährliche Krankheiten betrachtet. So konnte die chinesische Pharmakologin Tu Youyou 2015 den Medizin-Nobelpreis entgegennehmen, weil es ihr gelang aus der Pflanze den Wirkstoff Artemisinin zu isolieren, einem hoch wirksamen Medikament gegen Malaria, dessen Wirkung in zahlreichen Studien belegt wurde. In der Naturheilkunde wird die Tinktur aus dieser Pflanze bei Malaria, Erkältung, Fieber und Grippe eingenommen, da sie antibakteriell, blutstillend, fiebersenkend und antiviral wirkt.

INGWER *Zingiber officinal*

Ingwer kam ursprünglich aus Indien und die Knolle wurde von dort aus weltweit verbreitet. Heute findet man sie in jedem Supermarkt an der Gemüsetheke. Ingwer ist seit jeher Bestandteil vieler Rezepte der asiatischen und orientalischen Küche, in der man ihn entweder frisch verwendet oder als Pulver in Currymischungen beimengt.

Die Ingwerwurzel steigert den Speichelfluss, erhöht den Tonus der Darmmuskulatur und die Darmperistaltik. Sie wird gegen Übelkeit und von alters her als Mittel gegen die Reisekrankheit eingesetzt. Die in der Knolle enthaltenen Nährstoffe, Gingerolen, wirken entzündungshemmend, antibakteriell und antiviral. Regelmäßiger Verzehr stärkt das Immunsystem, lindert Schmerzen bei Migräne aber auch bei Kniearthrose. Auch hilft er den Cholesterinspiegel zu verbessern. Ingwertee wird zudem zur Hustenlinderung und als adstringierendes Mittel bei Entzündungen der Haut und der Mundschleimhaut verwendet.

Ab Herbst empfiehlt es sich täglich einen Ingwertee zuzubereiten. Ausgezeichnet schmeckt dieser Tee, wenn Sie einige dünn geschnittene Scheiben der Ingwerknolle mit kochend heißem Wasser übergießen, das Getränk einige Minuten ziehen lassen und anschließend den Saft von ein oder zwei frisch gepressten Orangen dazugeben. Wenn Sie wünschen, können Sie mit Honig süßen. Ich selbst bevorzuge das Getränk ungesüßt.

Die aus der Ingwerknolle gewonnene Tinktur, kann im Winter sowohl vorbeugend als auch bei akuter Erkältung, Halsschmerzen und Husten eingenommen werden. Die Tinktur ist sehr heilkräftig, da in ihr über einen langen Zeitraum die Gingerolen gelöst wurden und in dieser Form leicht vom Körper aufgenommen werden können.

Liebhaber der Knolle züchten sich ihre eigenen Knollen. Dazu wird ein mindestens fünf Zentimeter großes Stück der Knolle abgebrochen und in einen Topf mit Kaktuserde gegeben. Ab und zu gießt man den Topf, um die Erde feucht zu halten. Nach wenigen Wochen kann man die Knolle ausgraben und sich ein Stück von ihr zum Verzehr abbrechen. Anschließend wird die Knolle wieder eingegraben. Sie wächst dann weiter, so dass Sie ständig frischen Ingwer im Haus haben.

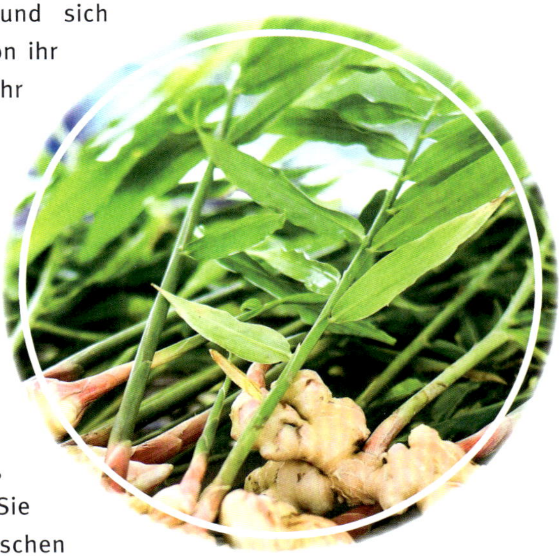

KAPUZINERKRESSE *Tropaeolum majus*

Mit ihren sattgrünen, schildförmigen Blättern und ihren wunderschönen orange-roten Blüten gelangte die Pflanze von Peru als Ziergewächs nach Europa, wo sie heute viele Balkonkästen und Blumenbeete bevölkert.

Bereits die Inka nutzten die Heilpflanze als wirksames Schmerz- und Wundheilmittel. Auch bei uns ist die Kapuzinerkresse als Nahrungs- und Heilpflanze überaus beliebt. Nicht nur die jungen Blütenköpfe, sondern auch die jungen Früchte, die köstliche Kapern ergeben, schmecken hervorragend. Insbesondere die jungen und zarten Blätter haben einen angenehmen, pikant-pfeffrigen, schwefelartigen Geschmack. Die Pflanze ist reich an Mineralstoffen und Vitamine, ihre Säure regt die Verdauung an. In der arabischen Medizin wird sie als Haarwuchs- und Potenzmittel geschätzt.

Das in der Pflanze enthaltene natürliche Benzylsenföl wirkt hemmend auf Viren, Bakterien und Pilze, sodass die Pflanze als natürliches Antibiotikum betrachtet werden kann.

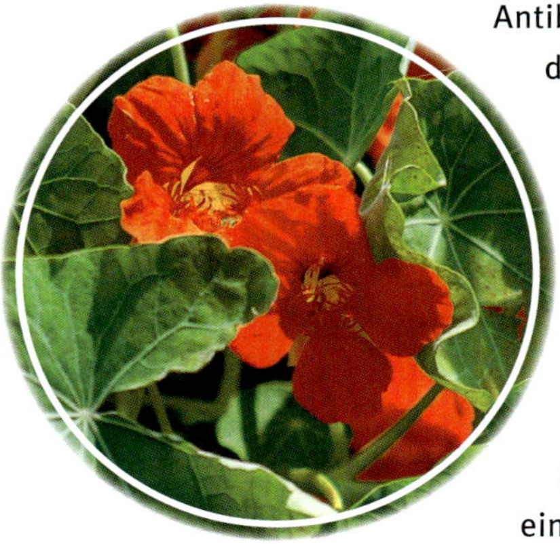

Innerlich als Tinktur angewendet wird Kapuzinerkresse bei Bronchitis, Nasennebenhöhlenentzündung, Grippe, Schnupfen, Candida und Blasenentzündung eingesetzt.

ZISTROSE *Cistus crispus*

Cistus crispus ist ein niedriger Zwergstrauch mit behaarten, klebrigen, aromatisch duftenden Blättern. Vom Spätfrühling bis in den Frühsommer hinein wird er von zahlreichen rosa Blüten geziert. Die Pflanze ist im westlichen Mittelmeerraum an offenen Standorten in Wäldern und Gebirgen heimisch. Der Pflanze wird eine antibakterielle und antivirale Wirkung zugeschrieben, aber sie wird auch als Mittel bei entzündlichen Hautkrankheiten wie Neurodermitis eingesetzt. Die Pflanze soll das Immunsystem stärken und Krankheiten wie Bronchitis, grippale Infekte, Hautprobleme, Neurodermitis, Aphthen und Candida bekämpfen.

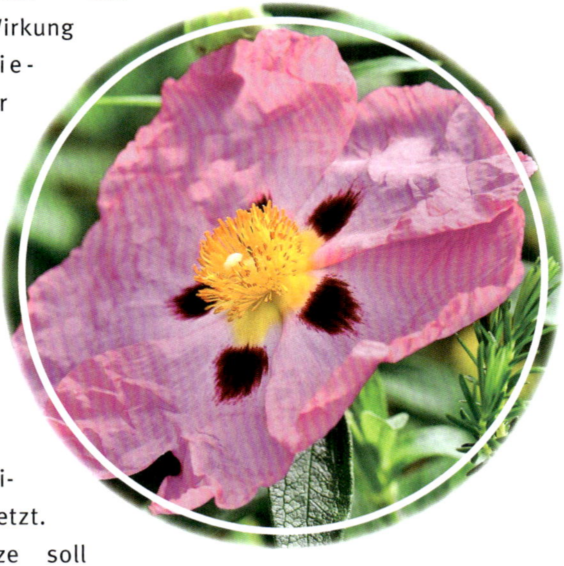

Indikation	Tinkturen
Epstein-Barr	Beifuß, einjährig Zistrose
Erkältung	Echinazea Schafgarbe Weidenrinde
Fieber	Schafgarbe Äußerlich Regena Hautfluid G 1:10 verdünnt auf befallene Stellen aufsprühen
grippaler infekt	Kapuzinerkresse Echinazea Meisterwurz Weidenrinde
Gürtelrose	Lavendel Schafgarbe
Halsschmerzen	Hamamelis Salbei (nicht während Schwangerschaft) Propolis Spitzwegerich
Magen-Schleimhaut-Entzündung	Heidelbeerblätter Pfefferminze (nicht für Kinder) Tausengüldenkraut
Pfeiffersches Drüsenfieber	Echinazea Ginseng
Virusinfektionen	Echinazea Bärlauch Melisse Zistrose
Windpocken	Unterstützend Melisse

Die Dosierung der Gemmomazerate und Tinkturen für Erwachsene beträgt dreimal täglich ca. 15 Tropfen mit etwas Wasser. Kinder von 6 bis 12 Jahren nehmen dreimal täglich fünf Tropfen mit etwas Wasser ein, Kinder von 12 bis 16 Jahren nehmen dreimal täglich 10 Tropfen mit etwas Wasser ein. Erwachsene können die Gemmomazerate auch mit Hilfe eines mit zu bestellenden Sprühkopfes dreimal täglich drei Sprühstöße auf die Zunge sprayen, dort etwa eine Minute behalten und dann runterschlucken. Kinder nehmen dreimal täglich einen Sprühstoß. Diese Form der Verabreichung ist nach Ansicht einiger Therapeuten effektiver, da bereits im Mundraum Wirkstoffe aufgenommen werden können. Zudem ein Tipp für die Pfennigfuchser: Bei gesprühter Anwendung halten die Tropfen bei höherer Wirksamkeit mindestens zweimal so lang. Tinkturen sollten wegen ihres höheren Alkoholgehaltes nicht in den Mund gesprüht werden, sondern immer mit etwas Wasser eingenommen werden.

Hat man die Mazerate eine Zeit lang eingenommen, kann man bei gutem Körpergefühl oder gut ausgebildetem Instinkt dazu übergehen, die Mittel nur noch nach Gefühl einzunehmen, d.h. wenn der Körper danach verlangt.

LESESTOFF

FÜR LAIEN:

Cornelia Stern, *Die Heilkraft der Pflanzenknospen*, TRIAS Verlag, Stuttgart, 2015.

Peter Emmrich, *Das 1 x 1 der Knospenmedizin*, 2. Auflage 2017, WZGVerlag, Dormagen.

FÜR THERAPEUTEN:

Chrischta Ganz, Louis Hutter, *Gemmotherapie – Knospen in der Naturheilkunde*, 2. Auflage 2015, AT Verlag, Schweiz.

BEZUGSADRESSEN FÜR GEMMOMAZERATE

In Österreich sind in zahlreichen Reformhäusern und Apotheken inzwischen die oben beschriebenen Gemmomazerate und Tinkturen erhältlich.

Leser aus Deutschland können die Mittel der Firma Phytopharma unter folgender Telefonnummer bestellen: Tel : +49 (0) 6198 588271 oder online unter www.phytopharma-shop.de bestellen.

Hilfe bei Coronavirus-Erkrankung

Die Diskussion über die Existenz von Coronaviren möchte ich an dieser Stelle Wissenschaftlern, Politikern, Verschwörungstheoretikern und all denen überlassen, die sich damit aus ihrer jeweiligen Perspektive beschäftigen. Für mich in der Heilpraxis ist nicht der Mainstream wichtig, sondern die Symptome und deren

Behandlung. In diesem Sinne will ich Ihnen im Folgenden kurz die Symptome vorstellen, die COVID-19 begleiten können, sowie Mittel vorstellen, die Sie in den verschiedensten Stadien der Erkrankung unterstützend einnehmen können.

Da das COVID-19-Virus bei jedem Menschen unterschiedliche Symptome verursachen kann, wollen wir uns hier gemeinsam von den leichten bis zu den schweren Symptomen vorarbeiten. Alle hier vorgeschlagenen Medikamente sind in Apotheken frei erhältlich, und sollten nur begleitend zur ärztlichen Therapie eingenommen werden. Bezugsquellen für Gemmomazerate und Tinkturen finden Sie in den entsprechenden Kapiteln.

Symptome und deren zugehörige Mittel sind in der unteren Tabelle nach Schwere der Erkrankung sortiert. Sie können die Mittel nach Bedarf und Vorliebe auswählen, in manchen Fällen ist es sinnvoll alle genannten Mittel einer Tabellenzeile einzunehmen, um sich möglichst schnell und sicher zu kurieren. Bei schweren Symptomen suchen Sie bitte umgehend einen Arzt oder ein Krankenhaus auf. Rufen Sie in jedem Fall in der Praxis bzw. medizinischen Einrichtung an, bevor Sie sie aufsuchen. Die Dosierung der Mittel finden Sie in den jeweiligen dazugehörigen Kapiteln.

Menschen, die nur leichte Symptome haben und ansonsten nicht unter anderen Krankheiten leiden, sollten sich nach heutigem Wissensstand (10.2020) daheim auskurieren.

Symptome	Schüßler-Salze	Regenaple
leichte Symptome		
leichtes Fieber < 38,8°	Nr. 3, Ferrum phos. D12	Nr. 62a + Nr. 6 +
	Nr. 5, Kalium phos. D6	
Hohes Fieber > 38,8° (Arzt)	Nr. 3, Ferrum phos. D12	Nr. 62a + Nr. 6 + + 41a W
	Nr. 5, Kalium phos. D6	
Trockener Husten	Nr. 3, Ferrum phos. D12	Nr. 4 + Nr. 38a + + Nr. 20a + Nr. 6
	Nr. 8, Natrium chlor. D6	
Müdigkeit	Nr. 5, Kalium phos. D6	Nr. 62a + Nr. 6 +
	Nr. 8, Natrium chlor. D6	
seltene Symptome		
Gliederschmerzen	Nr. 2, Calcium phos. D6	Nr. 150 + Nr. 510 + Nr. 62a
	Nr. 5, Kalium phos. D6	
	Nr. 8, Natrium chlor. D6	
	Nr. 11, Silicea D12	

	Gemmomazerate	Tinkturen
a + Nr. 23a	Stechpalme Holunder	Weidenrinde (Salix alba)
	Schwarze Johannisbeere	Schafgarbe
a + Nr. 23a	Silberweide	Salbei
3b + Nr. 72a	Esskastanie	Salbei
	Schwarze Johannisbeere	Stiefmütterchen
	Silberlinde	Gundermann
a + Nr. 23e	Hängebirke	Kolanuss
	Riesenmammutbaum	Meerträubel
		Ginseng
r. 50a	Schwarze Johannisbeere	Weidenrinde (Salix alba)
	Gewöhnliche Esche	Bambus
	Silberweide	

Symptome	Schüßler-Salze	Regenaple
seltene Symptome		
Halsscherzen	Nr. 3, Ferrum phos. D12	Nr. 72a + Nr. 20a + Nr. 50a + Nr. 6
	Nr. 4, Kalium chlor. D6	
	Nr. 9, Natrium phos. D6	
	Nr. 12, Calcium sulf. D12	
Durchfall	Nr. 3, Ferrum phos. D12	Nr. 62a + Nr. 62b + Nr. 79 + Nr. 50
	Nr. 8, Natrium chlor. D6	
	Nr. 10, Natrium sulf. D6	
Bindehautentzündung	Nr. 3, Ferrum phos. D12	Nr. 76a + Nr. 77a + Nr. 50a
	Nr. 9, Natrium phos. D6	
	Nr. 12, Calcium sulf. D12	
Kopfschmerzen	Nr. 2, Calcium phos. D6	Nr. 6 + Nr. 94a + + Nr. 62a
	Nr. 3, Ferrum phos. D12	
	Nr. 7, Magnesium phos. D6	
	Nr. 10, Natrium sulf. D6	
schwere Symptome (Arzt oder Krankenhaus)		
Atembeschwerden oder Kurzatmigkeit, Schmerzen oder Druckgefüh		

	Gemmomazerate	Tinkturen
5a	Schwarze Johannisbeere	Hamamelis
	Hundsrose	Salbei
		Pfefferminze
		Spitzwegerich
5a + Nr. 6	Preiselbeere	Heidelbeere
	Hundsrose	Löwenzahn
		Spitzwegerich
36a + Nr. 6	Hundsrose	Spitzwegerich
		Tausendgültenkraut
		Augentrost
50a + Nr. 3	Schwarzpappel	Passionsblume
	Hundsrose	Baldrian
		Goldmohn

stbereich, Verlust der Sprach- und Bewegungsfähigkeit

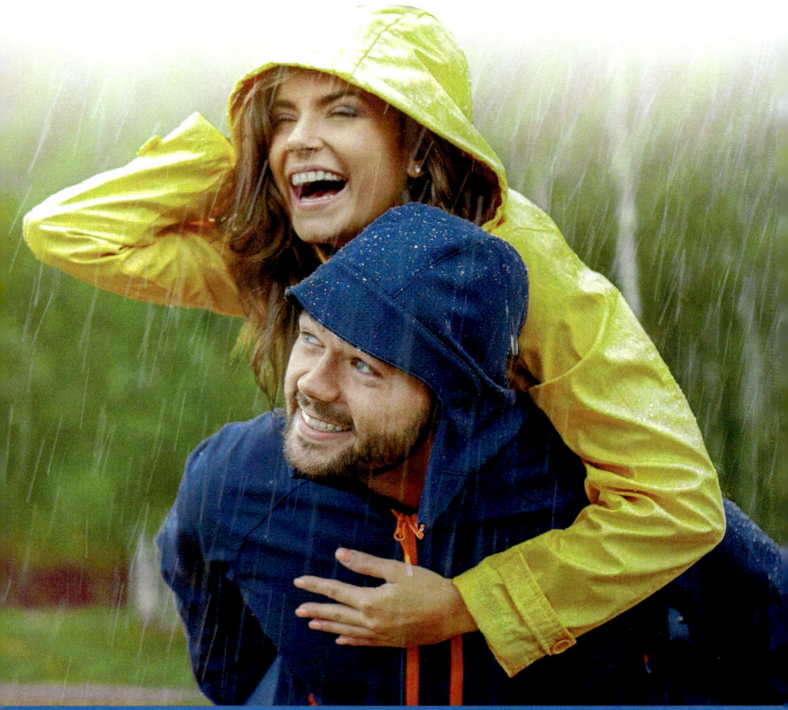

Was kann ich noch tun?

Immunkost

Die folgenden Ausführungen entstammen dem Wissensschatz der Naturheilkunde. Naturheilkundliche Ansätze widersprechen häufig so genannten wissenschaftlichen Ansätzen. Da die von uns beschriebene Ernährungsweise aber reproduzierbare Erfolge aufweist, die von Therapeuten und ihren Patienten weltweit ihre Bestätigung erfahren haben, wollen wir uns nicht irritieren lassen. Wem es durch diese Ernährung besser geht, den wird die Wissenschaftlichkeit am Ende sicher nicht kümmern. Er wird vielmehr sein gesundes Leben genießen.

Da die Forschungen von Prof. Dr. Lothar Wendt vielen Lesern nicht vertraut sind, will ich Ihnen, verehrte Leserin, verehrter Leser, die Theorie und Praxis in einfachen Worten zusammenfassen. Je mehr Sie über die richtige Ernährung Bescheid wissen, desto größer ist die Motivation, die Ernährungs-Umstellung erfolgreich umzusetzen. Wenn Sie die folgenden Prinzipien verstehen, wissen Sie, wie Sie Ihre Gesundheit verbessern können. Also lesen Sie bitte weiter! Es ist alles ganz einfach.

In der Natur gibt es so genannte komplette (vollständige) und inkomplette (unvollständige) Eiweiße. Komplette Eiweiße sind tierische Eiweiße. Diese nimmt der Mensch über die Ernährung mit Tierprodukten zu sich, wie Fleisch, Fisch, Eier, Milch usw. Inkomplette Eiweiße stammen aus der Pflanzenwelt, wie Gemüse, Hülsenfrüchte, Samen oder Nüsse. Für die vielfältigen Prozesse benötigt der Körper komplette Eiweißverbindungen. Wird Eiweiß über Pflanzenprodukte zu sich genommen, muss der Köper diese Eiweiße mit Hilfe der Leber in komplette Eiweiße umwandeln. Sie können sich vorstellen, dass der Körper sich freut, wenn ihm tierisches Eiweiß geboten wird – spart er sich doch dann die mühsame Umwandlung inkompletter Eiweiße in komplette Eiweiße.

In der Urzeit lebte der Mensch unter sehr bescheidenen Bedingungen. Er musste sich mühsam Beeren, Nüsse und anderes Essbares suchen. Gab es zur Abwechslung einmal Fleisch, deponierte der Körper die darin enthaltenen tierischen (kompletten) Eiweiße für kommende Hungerzeiten. Diese Deponie half dem Urmenschen, in den Wintermonaten, wenn Nahrung knapp war, zu überleben. Die Reserven wurden in den „Fastenmonaten" aufgebraucht, die Deponien also geleert und geputzt.

Der Mechanismus, tierisches Eiweiß für Notzeiten zu deponieren, ist ein von der Natur ausgeklügeltes Überlebens-System. Leider meint der Mensch manchmal klüger zu sein als seine Natur. Im Laufe der Jahrtausende gelang es dem Menschen durch Kultivierung und Züchtung sich unvorstellbare Essensquellen zu erschließen.

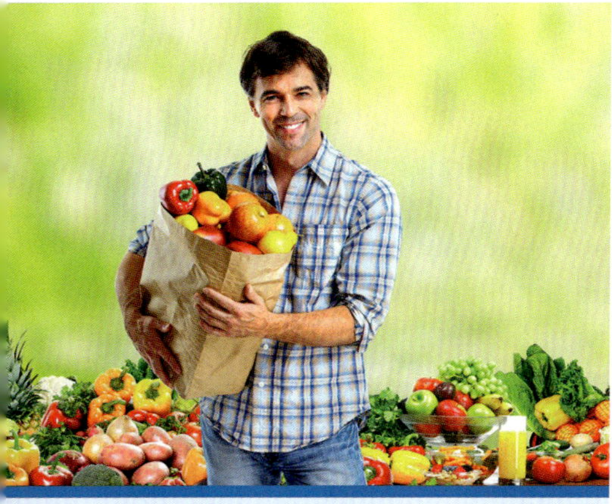

Versuchen Sie den Rohkostanteil an Ihrer Ernährung zu erhöhen und möglich naturbelassen zu essen.

So ist gerade heute der westliche

Mensch in eine undenkbare Lage geraten: Wir essen große Mengen an tierischem Eiweiß. Der Körper lagert diese aber wie in der Urzeit für eventuelle Hungersnöte im arteriellen System und anderen Geweben ab. Dort lagern die Eiweiße bis zum Sankt Nimmerleinstag. Diese Deponien werden über die Jahre oder Jahrzehnte vom Körper ausgebaut und fertig ist die mit Eiweißen übersättigte Menschheit mit allen schlimmen Folgen.

Prof. Dr. Lothar Wendt sprach davon, dass sich mindestens vier Kilogramm tierisches Eiweiß (Tierleiche) im Körper anlagern kann. Eiweiße werden bevorzugt im arteriellen System angelagert. Auf dem Weg zu den Zellen muss das Blut die Arterien passieren. Sind dort die Eiweiße angelagert, kann das Blut auf seinem Weg die Eiweiße aufsammeln und zu den Zellen bringen, die komplettes Eiweiß benötigen. Da der westliche Mensch jedoch mit kompletten Eiweißen übersättigt ist, verbleiben diese im arteriellen System – aber auch in verschiedenen Geweben. Nach und nach sammeln sich immer mehr Eiweißmoleküle an und verstopfen eines Tages die Gefäße oder stören den Stoffwechsel in den verschiedenen Geweben.

In Kontakt mit saurem Milieu und eventuell auch Bakterien wird diese Ablagerung hart und fertig ist die „Gefäßverkalkung“, auch Arteriosklerose genannt, wenn dies im arteriellen System stattfindet, oder der Stoffwechsel wird durch eine zunehmende Verschlackung in den Geweben so massiv gestört, dass es zu Entzündungsreaktionen bis hin Arthritis kommen kann.

Neben dem Eiweiß gibt es heute noch weitere Probleme mit der Übersäuerung des Menschen. Die Niere kann nur eine bestimmte Menge Säure jeden Tag ausscheiden. Wird diese Menge überschritten, versucht der Körper die Säuren entweder über die Haut auszuscheiden – woraus sich bereits viele Hautprobleme ableiten lassen – oder er lagert die Säuren im Gewebe an. Ein bekanntes Beispiel dafür sind die krummen Gichtfinger.

Woher stammt denn jetzt die Säure, wird manch ein aufmerksamer Leser fragen. Nun, die Säure führt sich der normale, westliche Esser leider selbst zu. Der größte Säurelieferant ist nämlich tierisches Eiweiß. Weitere Säurelieferanten sind chemische Medikamente, Umweltgifte und leider auch die heute stressige Lebensweise, die den Körper ständig in Kampfbereitschaft hält. Jeder negative Gedanke, jedes negative Gefühl ist bereits Säure für den Menschen. Selbst der medizinische Laie sagt, wenn er wütend ist: „Ich bin sauer." Wut ist Säure und macht nicht nur den Körper krank, sondern vergiftet auch die ganze Umgebung.

Wie soll ich jetzt mit all dem Wissen handeln? Ernähren Sie sich möglichst ohne tierisches Eiweiß und meiden Sie die Säuren in Ihrem Leben! Hier eine Liste, was Sie essen dürfen und was Sie lieber weglassen sollten:

DIE NATÜRLICHE ERNÄHRUNG FÜR EINEN WIDERSTANDSFÄHIGEN KÖRPER

Meiden Sie bitte folgende Lebensmittel:

(Alle tierischen Eiweisse und Säuren)

- Fleisch und deren Produkte (Pasteten, Wurst, Schinken)
- Fisch
- Eier und Eierspeisen wie Kuchen, Nudeln mit Eiern
- Milch und deren Produkte wie Joghurt, Käse etc.

Bitte meiden Sie folgende Produkte:

(Sauer machende Lebensmittel):

- Fastfood
- Mikrowellenkost
- Fertigprodukte
- Tiefkühlkost
- Light-Produkte
- Fertig-Saucen
- Industrielle Getränke
- Zucker und Zuckerersatz (nehmen Sie stattdessen Stevia)

DAS HIER DÜRFEN SIE GERNE ESSEN:

(BASEN, WIRKEN ENTSÄUERND):

- Fermentierte Speisen wie Sauerkraut
- Jedes fermentierte Gemüse
- Obst, roh, getrocknet, gedünstet
- Gemüse, roh, gedünstet, als Suppe
- Kartoffel-, Reis, und Nudelgerichte (keine Eiernudeln)
- Getreide aller Art (Brot, Müsli)
- Pilze
- Hülsenfrüchte (Linsen, Bohnen, Erbsen)
- Nüsse
- Butter und Sahne (enthalten so gut wie kein tierisches Eiweiß, sondern nur Fette)

In der Folge werden Sie nachweisbar gesünder, Ihre Organe regenerieren sich auf sanfte Weise und ihr Immunsystem wird gestärkt.

Am Blutbild vor und nach der Ernährungsumstellung kann man i.d.R. deutliche Verbesserungen messen. Doch überzeugen Sie sich selbst davon und probieren Sie es einfach aus.

Ich weiß natürlich, dass nicht jeder Leser die Ernährung umstellen will. Diesen Lesern bleiben selbstverständlich immer noch das Atemtraining, Kälteanwendungen und die Zuführung von Biomineralien oder Homöopathika.

Antivirale Ernährung

Vegane Kost allein stärkt bereits das Immunsystem, indem Eiweißablagerungen aus den Geweben gelöst und ausgeschieden werden. Dadurch verbessert sich die Durchblutung der Gewebe deutlich. Dank besserer Durchblutung werden – wie Professor Dr. Lothar Wendt belegen konnte – Organfunktionen neu reguliert. In der Folge wird der Mensch gesünder und seine Immunabwehr wird gestärkt.

In zahlreichen Studien konnte belegt werden, dass verschiedene Lebensmittel die Abwehrkräfte des Körpers stärken. Daher empfiehlt es sich, den täglichen Speiseplan durch spezielle Gemüse, Kräuter und Gewürze zu ergänzen.

Schwarzkümmel wird von Forschern aus South Carolina zu den wertvollsten Gewürzen zur Stärkung des Immunsystems gezählt. In einer Studie wurden Probanden vier Wochen lang mit Schwarzkümmelöl behandelt, wodurch eine

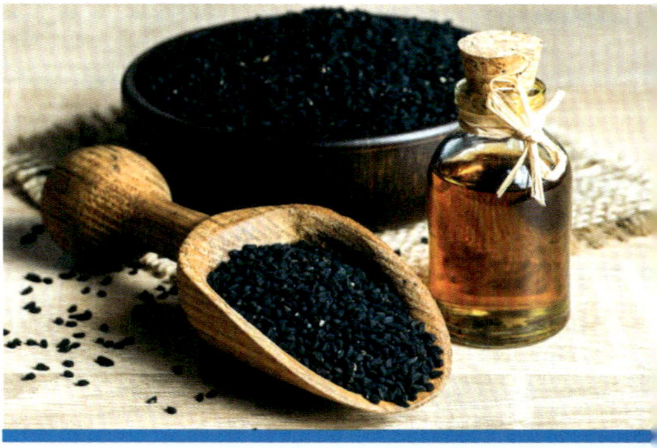

Das aus Schwarzkümmel gewonnene Öl stärtk vorzüglich die Immunabwehr.

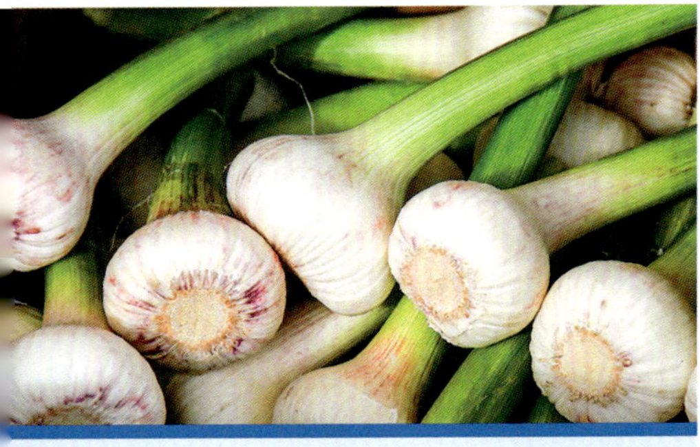

Knoblauch ist ein Klassiker in vielen Fragen einer gesunden Ernährung.

30%ige Steigerung der Aktivität der natürlichen Killerzellen erreicht wurde. Diese Killerzellen sind in der Lage, Viren erfolgreich zu bekämpfen. Tatsächlich vermuten Forscher, dass eine Schwächung des Immunsystems den Alterungsprozess beschleunigt oder erst auslöst. Zur Stärkung der körpereigenen Abwehr wird die tägliche Einnahme von einem Teelöffel Schwarzkümmelöl empfohlen.

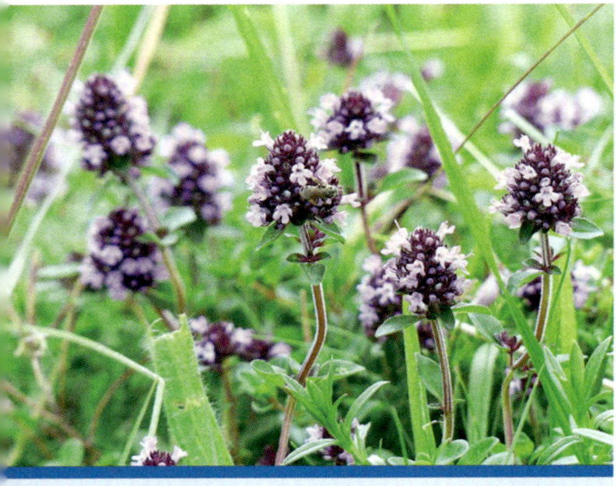

Thymian lässt sich leicht im Garten oder im Blumentopf kultivieren.

Zur Vorbeugung und begleitenden Behandlung von Erkältungen ist Knoblauch sehr bekannt, aber auch Thymian mit seinen ätherischen Ölen ist in der Küche willkommen. In einer Studie konnte ein

Hustensaft aus Thymian und Efeu 9 von 10 Kindern helfen. Die Wirksamkeit wurde von den Forschern als gut bis sehr gut beschrieben. Thymian unterstützt nachweislich bei der akuten Bronchitis und Erkältungen die Heilung. Da Thymian auch der Grippe vorbeugen kann, ist es sinnvoll, dieses Gewürz in der Küche regelmäßig zu benutzen.

Meerrettich ist bei Menschen, die scharfe Speisen nicht mögen meist unbeliebt. Seine ätherischen Öle sind jedoch äußerst heilkräftig bei allen Erkrankungen von der Lunge bis in die Stirnhöhle. Selbst hartnäckige Nasennebenhöhlenentzündungen, die nicht mehr auf verschiedene Antibiotika reagierten, wurden in der Praxis schnell geheilt. Meerrettich wird deswegen häufig auch als natürliches Breitbandantibiotika bezeichnet. Es ist sinnvoll, Meerrettich ab Herbst im Speiseplan aufzunehmen. In Supermärkten gibt es Meerrettich in verschiedenen Aufstrichen. Bei akuten Erkrankungen wie Bronchitis, Sinusitis, Halsentzündungen ja sogar bei Lungenentzündun-

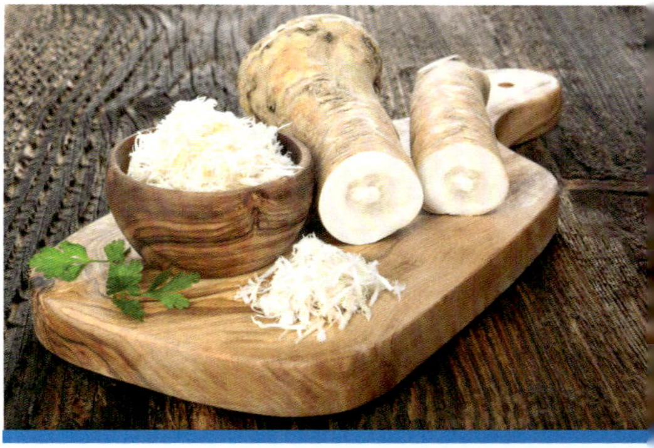

Frischer Meerrettich war immer ein probates Heilmittel in der Hausapotheke

gen wirkt Meerrettich jedoch am besten, wenn er wie folgt zubereitet wird:

Schneiden Sie etwa 10 cm der Knolle ab und schälen diese. Pürieren Sie die Knolle in einem Mixer, geben das Püree in ein leeres Marmeladenglas und gießen dann den frischen Saft einer Zitrone darüber. Nehmen Sie von dieser Zubereitung täglich drei bis fünf Teelöffel zu sich. Am ersten Tag ist die Mischung für die meisten Menschen sehr scharf, aber in den folgenden Tagen lässt die Schärfe etwas nach, so dass es einfacher ist, den Meerrettich zu sich zu nehmen. Die Mischung kann im Kühlschrank über mehrere Tage frisch gehalten werden, da sie antibakteriell und antiviral wirkt. Ich habe in der Praxis selbst erleben dürfen, wie hartnäckige Sinusiden (Nasennebenhöhlenentzündungen) innerhalb kürzester Zeit heilten. Auch bei ersten Grippesymptomen ist die beschriebene Art der Einnahme zu empfehlen.

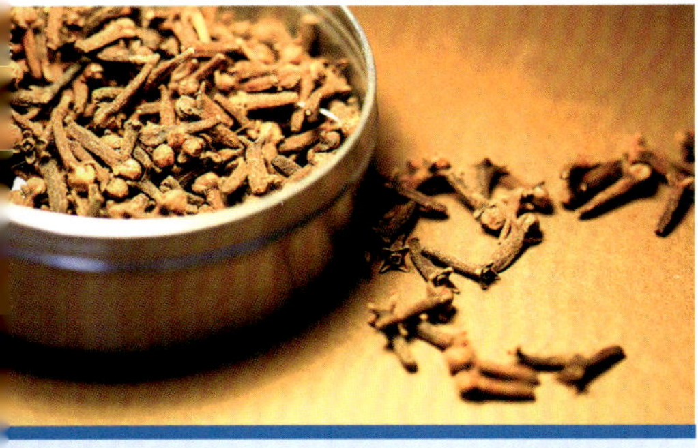

Die in der Gewürznelke enthaltenen Öle wirken antibakteriell und antiviral.

Das in der Gewürznelke enthaltene Öl wirkt antibakteriell und antiviral und gehört somit als Gewürz unbedingt in die Küche. In einer japanischen Studie wurde nachgewiesen, dass Gewürznelkenöl bei Hepatitis C die Viren lähmt. Auch bei Herpes simplex wurde Linderung der Erkrankung beobachtet. Als ätherisches Öl auf der Haut verteilt bietet es 100%igen Schutz vor Mücken. Kaut man Gewürznelken betäubt es Zahnschmerzen. Das Nelkenöl wirkt im Mundraum wie ein sanftes Schmerzmittel. Dazu befeuchtet man ein kleines Tuch mit einigen Tropfen Öl und legt es neben den betroffenen Zahn. Die Schmerzlinderung setzt meist sehr schnell ein. Vergessen Sie jedoch darüber bitte nicht, Ihren Zahnarzt zeitnah aufzusuchen! Als Gewürz kann die Gewürznelke in Suppen, Soßen und Pasten verwendet werden. Da die Gewürznelke sehr hart ist, sollte man nach dem Kochen die Nelken entnehmen, um nicht aus Versehen ein Stück vom Zahn abzubrechen.

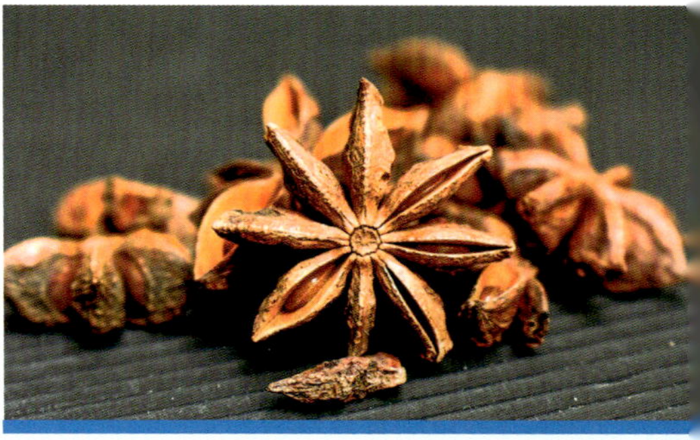

Die im Gewürz Sternanis enthaltene Shikimsäure hemmt Viren und Bakterien.

Das Gewürz Sternanis enthält natürliche Shikimisäure, den wichtigsten Ausgangsstoff für Grippemedikamente. Shikimisäure hemmt Viren und Bakterien. Japanische Forscher bestätigten, die positive Wirkung des Sternanis beim Eppstein-Barr-Virus.

Ein im Sternanis enthaltener Stoff hemmt die Fähigkeit des Herpes-Simplex-Virus (Typ 1) einen Wirt zu infizieren um 99 %. Chinesische Forscher bestätigen, dass im Sternanis enthaltene Stoffe sogar Viren bekämpfen, die Hepatitis B verursachen.

In der Küche gibt man Sternanis in Suppen und Eintöpfe mit langer Garzeit. Auch Apfel- und Pflaumenkuchen kann Sternanis in kleinen Mengen zugefügt werden.

Viele der genannten Gewürze gibt es sowohl in Form ätherischer Öle als auch als Tinkturen. Beim Kauf dieser Produkte ist auf eine möglichst hohe Reinheit und auf Seriosität der Hersteller zu achten. Ich selbst bevorzuge Produkte der österreichischen Firma Phytopharma, deren Produkte von hoher Qualität sind.

Lesestoff:

Leser, die sich tiefer mit der Heilkraft der Gewürze beschäftigen wollen, möchte ich folgendes Buch wärmstens empfehlen:
Dr. Bharat B. Aggarwal, *Heilende Gewürze*, Narayana Verlag, 4. Auflage 2017.

Leber-, Nieren- und Gallenblasenreinigung

Verschiedene Autoren haben sich eingehend mit den Wirkungen einer gezielten Leber- und Gallenreinigung auseinandergesetzt. Die bekanntesten unter ihnen sind die Therapeuten Hulda Clark und Andreas Moritz.

Es ist inzwischen allgemein bekannt, dass eine Leberproblematik den gesamten Stoffwechsel im Körper beeinflusst. So treten bei einer belasteten Leber zahlreiche Symptome auf, die man ohne weiteres niemals dem Leberstoffwechsel zugeordnet hätte wie Asthma, Verstopfung, Durchfall, Atemnot, Herzprobleme, Depressionen, Juckreiz, Gelenk- und Muskelschmerzen, chronische Müdigkeit etc., um nur eine kleine Auswahl an Symptomen zu nennen.

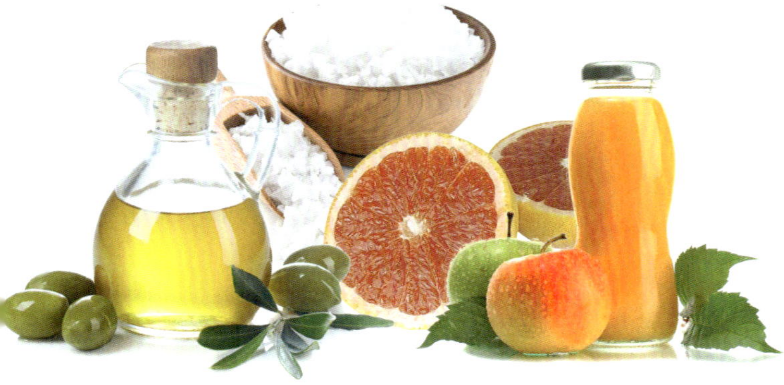

Mit einer gezielten Leber-Gallenreinigung können die abführenden Gänge der Galle und der Leber entlastet werden und somit der Druck aus dem Gefäßsystem des Körpers genommen werden. Verschiedene Therapeuten beobachteten bei Patienten, die sich regelmäßig dieser Kur unterzogen, Verbesserungen des Gesamtzustandes des Körpers. Dazu zählten u.a. Gewichtsabnahme, Senkung des Cholesterinspiegels auf Normalwerte, Schmerzlinderung bei Rheuma und Gicht, Verbesserung bei Asthma und Stärkung der Immunabwehr.

Die Leber-Gallen-Reinigung kann zu Hause sehr einfach durchgeführt werden. Sie benötigen dazu nur folgende Mittel:

- *6 Flaschen Apfelsaft, am besten Bio-Apfelsaft, kein Konzentrat!*
- *Bittersalz*
- *eine oder zwei Grapefruit*
- *120 ml kalt gepresstes Olivenöl*
- *zwei ½ Liter Behälter.*

Auf keinen Fall Glaubersalz anstelle von Bittersalz verwenden! Bittersalz ist Magnesiumsulfat und weitet die Gallengänge für die Ausscheidung, Glaubersalz (Natriumsulfat) ist nur ein Abführmittel und für die Reinigung unbrauchbar.

- Trinken Sie jetzt sechs Tage lang jeden Tag einen Liter Apfelsaft über den Tag verteilt. Dies führt dazu, dass die Ablagerungen in den Leber- und Gallengängen aufweichen.
- Sie können die Leberreinigung unterstützen, indem Sie am 6. Tag einen Darmeinlauf mit einem Einmalklistier aus der Apotheke machen. Einfach den Behälter höher hängen, das Klistier mit einer Creme einschmieren und im Anus einführen. Die Flüssigkeit sammelt sich jetzt im unteren Darm. Anschließend die Flüssigkeit 10 Minuten im Darm belassen, dann auf der Toilette die Flüssigkeit ausscheiden. Bitte richten Sie sich bei dem von Ihnen in der Apotheke erworbenen Klistier nach den Herstellerangaben.
- Essen Sie am 6. Tag nur leichte Kost – am besten nur Obst oder Gemüse.
- Am Abend des 6. Tages um 18 Uhr lösen Sie 4 Esslöffel Bittersalz in 720 ml Quellwasser ohne Kohlensäure auf. Dies ergibt vier Gläser zu 180 ml Flüssigkeit. Trinken Sie jetzt das erste Glas (180 ml). Leser, die auf Bittersalz allergisch reagieren, können es durch die gleiche Menge Magnesiumzitrat ersetzen.
- Um 20 Uhr trinken Sie das zweite Glas mit Bittersalz.

- Um 22 Uhr pressen Sie die Grapefruits aus, so dass Sie etwa 180 ml Saft erhalten. Mischen Sie den Saft mit 120 ml Olivenöl und schütteln Sie die Mischung kräftig bis sie wässrig scheint. Trinken Sie jetzt diese Mischung im Stehen zügig aus und legen Sie sich sofort hin – am besten mit leicht hochgelagertem Oberkörper oder legen Sie sich mit leicht angezogen Knien auf die rechte Seite (Leber-Seite) und bleiben Sie mindestens 20 Minuten still liegen.
- Trinken Sie am nächsten Morgen um 6 Uhr das dritte Glas mit Bittersalz, Sie dürfen danach auch wieder weiterschlafen. Gegen 8 Uhr trinken Sie die letzte Portion mit Bittersalz aus.
- Ab 10 Uhr können Sie gerne frischen Saft trinken oder einige Stücke Obst essen.
- Im Laufe des Vormittags bis in den Nachmittag hinein werden Sie einige Male wässrigen Stuhlgang haben. Dabei schwimmen meist hunderte erbsengrüne Ablagerungen auf der Wasseroberfläche. Dies sind Ablagerungen aus dem Leber-Gallen-System.

Wiederholen Sie diese Prozedur alle vier Wochen. Nach und nach werden immer weniger dieser Ablagerungen ausgeschieden. In der Regel schwimmen nach sechs bis acht Reinigungs-Kuren keine weiteren Ablagerungen auf der Wasseroberfläche. Damit ist dann die Leber-Gallen-Reinigung erfolgreich abgeschlossen. Bis dahin müssen jedoch die Reinigungen alle vier Wochen ausgeführt werden.

Ist die Reinigung einmal erfolgreich abgeschlossen, braucht sie nur noch einmal im Jahr durchgeführt zu werden.

Erfolge dieser Reinigung erkennt man an der Besserung vieler körperlicher Symptome, die einen bis dahin belastet haben, aber auch am Blutbild sind häufig deutliche Verbesserungen erkennbar.

LESESTOFF

Andreas Moritz „*Die wundersame Leber- und Gallenblasenreinigung*" (Narayana Verlag, Kandern, 2014), aus dem die obigen Anweisungen stammen.

Worte der Kraft

Ich möchte Sie gerne zu einem kleinen, vielen Lesern sicherlich wohlbekanntem Experiment einladen. Lesen Sie bitte dafür die folgende kurze Anleitung, schließen dann die Augen und führen das Experiment unvoreingenommen durch.

ANLEITUNG:

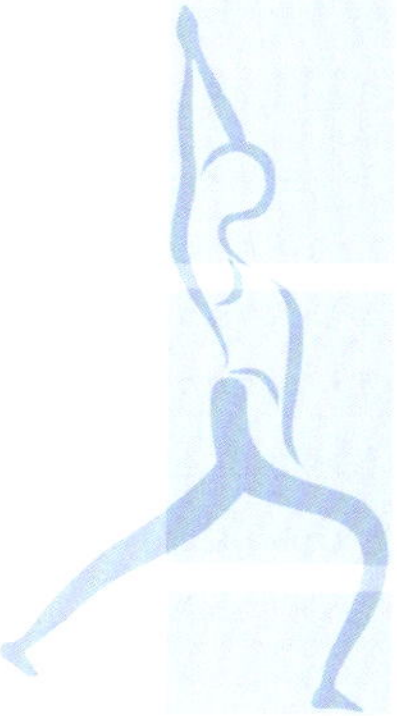

- Stellen Sie sich eine reife strahlend gelbe Zitrone vor. Nehmen Sie diese in Ihrer Vorstellung in die Hand. Betrachten Sie ihre glänzende Oberfläche, fühlen Sie ihre Oberfläche mit den vielen kleinen Gruben, riechen Sie ihren säuerlichen Duft. Schneiden Sie die Zitrone auf und betrachten Sie ihr Inneres. Und jetzt beißen Sie herzhaft und wagemutig in die Zitrone. Kauen Sie auf der Zitrone herum, nehmen Sie Ihr ganzes Aroma und ihren vollen sauren Geschmack wahr.
- Was passiert mit Ihrem Speichelfluss? Können Sie jetzt schon wahrnehmen, wie in Ihrem Mund mehr Speichel produziert wird?
- Öffnen Sie bitte wieder Ihre Augen und kommen in den Alltag zurück.

Die meisten Menschen nehmen bei diesem Experiment bereits nach wenigen Augenblicken einen deutlich gesteigerten Speichelfluss wahr. Dieser Speichelfluss beweist, dass Ihr Körper sofort auf Ihre Vorstellungen und Gedanken reagiert. Machen Sie sich keine Sorgen, wenn Sie zu den wenigen Menschen gehören, die bei dem Zitronen-Experiment keinen vermehrten Speichelfluss wahrnehmen konnten. Auch Sie reagieren mit Ihrem Körper auf Gedanken, Vorstellungen und Gefühle.

Das Experiment ist altbekannt. Studien konnten inzwischen belegen, dass Gedanken einen sofortigen – meist unbewussten – Einfluss auf den Körper haben. Mit jedem Gedanken und mit jedem Gefühl laufen im Körper eine ganze Kaskade chemischer Prozesse ab, die Ihren Körper verändern. Das bedeutet, dass kraftvolle Gedanken und Gefühle die Gesundheit des Körpers schützen; negative, selbstzerstörerische Gedanken und negative Gefühle wie Schuld und Scham führen zu chemischen Reaktionen im Körper, die Ihre Gesundheit nach und nach zerstören.

Seit Urzeiten ist die Wirkung des Glaubens auf die Gesundheit bekannt. Wissenschaftlich anerkannt wurde die Wirkung Ihrer Gedanken und Gefühle auf den Körper durch die Placebo-Forschung, bei der Menschen Schein-Medikamente, so genannte Placebos, verabreicht werden. Der erste mir bekannte Fall der Verordnung eines Placebos wurde aus der Apotheke des französischen Apothekers Emil Coué berichtet.

Ende des 19. Jh. betrat ein Urlauber Coué"s Apotheke und verlangte ein Medikament, das ihm bei seinen Beschwerden bisher vom Arzt immer verordnet wurde. Coué wies den Herren darauf hin, dass er ihm das Medikament ohne Rezept nicht aushändigen dürfe, aber der Besucher beschwor Coué eindringlich, ihm das Medikament zu verkaufen, da es das einzige sei, das ihm bisher Linderung verschaffen konnte. In seinem Bestreben, dem armen Mann zu helfen, versprach der listige Apotheker dem Kranken, ihm ein neuartiges Medikament zu geben, das viel effektiver als das alte sei und ihm schnell helfen würde. In seinem Hinterzimmer setzte Coué eine Zuckermischung in Wasser an, ging wieder in das Geschäft und überreichte dies Lösung dem Wartenden mit sinngemäß folgenden Worten: „Dies ist das neuste Medikament auf dem Markt. Es wird Ihnen sehr schnell helfen. Kommen Sie morgen wieder in die Apotheke und berichten Sie mir."

Der Mann verließ dankbar die Apotheke. Am nächsten Morgen betrat er voller Elan die Apotheke und berichtete Coué begeistert davon, wie schnell ihm dieses neue Wundermittel der Medizin geholfen habe. Coué – ein kluger Menschenkenner – verstand sofort, dass die Heilung durch das Vertrauen und den Glauben dieses Mannes an ihn einsetzte. Er verstand, dass die Heilung im Kopf begann. In der darauffolgenden Zeit gab Coué verschiedenen Patienten diese Zuckerlösung mit der Erklärung, dass dies ein neues und weitaus besseres Medikament sei als die Medikamente, die der Patient zuvor eingenommen hatte. Die Erfolge waren so überraschend, dass Coué später seine Apotheke aufgab und weltweit Menschen in der Kraft der Autosuggestion unterrichtete – einer Technik, auf die wir gleich zurückkommen werden. Zudem inspirierte seine Arbeit die Placebo-Forschung – die Forschung mit wirkungslosen Scheinmedikamenten – die meist aus Zuckerpillen mit Farbüberzug hergestellt werden. In der Forschung zeigten sich teilweise überaus amüsante Ergebnisse bei Placebos. So fand man heraus, dass farbige Pillen, besser wirkten als graue. Zudem spielte die Größe der Tablette eine Rolle. Kleine, runde Placebos wirkten besser als große oder ovale Tabletten, knallrot wirkte stärker als blau. Heute müssen neue Medikamente vor ihrer Zulassung beweisen können, dass sie besser wirken als Placebos, ein Unterfangen, bei dem es oftmals nicht gelingt, die Wirkung einer kleinen Zuckerpille zu übertreffen.

Doch kommen wir zurück zu Emil Coué. Ab 1912 bis in der 20er Jahre des letzten Jahrhunderts bereiste er zahlreiche europäische Hauptstätte und brachte den Menschen bei, wie Sie mit ständig wiederholten Sätzen ihre Gesundheit verbessern konnten. Dies nennt man Autosuggestion, was so viel bedeutet wie Selbstbeeinflussung. Ich selbst wurde Zeuge, wie der Coué-Lehrer Klaus Dieter Ritter in einem Seminar einer Frau die Wirkung der Autosuggestion bei einem Tinnitus nach einem Hörsturz demonstrierte. Innerhalb von weniger als 15 Minuten hörte die Dame das Rauschen in ihren Ohren nicht mehr, was für sie eine immense Erleichterung darstellte.

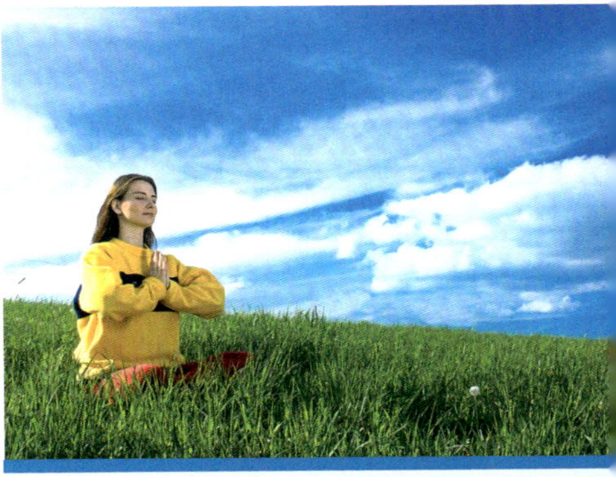

Die Macht der Selbstheilungskräfte durch Suggestion wird von der Wissenschaft sträflicher Weise vernachlässigt.

Zeitzeugen berichteten, dass sich in den Gruppen, die Coué unterrichtete, zahlreiche Heilungen ereigneten: manchmal innerhalb weniger Minuten, wenn die

Krankheit psychosomatisch bedingt war; manchmal innerhalb von Wochen bei schweren körperlichen Symptomen. Diese Heilerfolge erbosten Sigmund Freud, Vater der Psychoanalyse und bekannt als schlechter Hypnotiseur, so sehr, dass er in zahlreichen Schriften die Autosuggestion mit ihren Heilerfolgen in Verruf bringen wollte. Einmal beschrieb er diese Heilkunst sogar als Onanie, ein Zeichen seines gekränkten Egos, da ihm selbst spontane Verbesserungen bei psychischen Problemen selten gelangen, während sie unter Coué nach einer kurzen Einführung sogar in Heimarbeit glückten.

ZUR VERANSCHAULICHUNG HIER EIN BEISPIEL ÜBER DIE MACHT DER SELBSTBEEINFLUSSUNG:

Einem meiner Patienten mit schwerem Diabetes Typ 1, sollte nach einer Fußverletzung mit anschließender bakterieller Entzündung der Fuß amputiert werden. Er war sehr wagemutig, als er dem behandelnden Arzt in der Diabetesklinik sagte, dass er mit Autosuggestion den Fuß innerhalb von drei Tagen heilen wolle. Wenn er es innerhalb dieser drei Tage nicht schaffen würde, könnten die Ärzte alles amputieren, was notwendig sei. Dazu sei angemerkt, dass sich die Entzündung schnell ausbreitete und die Gefahr bestand, dass, wenn die

Entzündung voranschritt, im schlimmsten Fall das ganze Bein amputiert werden müsste. Der Patient war sich dieses Risikos bewusst, aber er wollte seinen Fuß retten. Tatsächlich suggerierte er sich ganze drei Tage lang, dass sein Fuß gesund sei. Er stellte sich vor, dass der Fuß frei von Entzündungen und Schwellungen sei, dass die volle Beweglichkeit vorhanden sei und sagte ununterbrochen zu sich: Der Fuß ist gesund. Es geht ihm mit jeder Minute besser und besser.

Dies wiederholte er abertausende von Malen. Am dritten Tag wurde er in der Klinik wieder untersucht. Bis auf den kleinen Zeh war die Entzündung im gesamten Fuß verschwunden. Der kleine Zeh wurde dann auch amputiert, da der Patient dem Arzt versichert hatte, dass er alles „abschneiden" könne, was bis zum dritten Tag nicht geheilt sei. Auf meine Frage, warum er nicht noch ein oder zwei Tage länger mit der Autosuggestion gearbeitet habe, antwortete er, dass er sein Wort gegeben habe und dazu stehen müsse. Ein ehrenwerter Mann.

Solche Fälle sind keine Seltenheit und viele Menschen konnten Operationen durch Selbstbeeinflussung abwenden. Doch wie macht man dies, wie praktiziert man

Autosuggestion und stärkt seine Gesundheit und sein Immunsystem?

Gut wäre es, sich erst einmal eine kurze Einführung zur Autosuggestion anzuhören. Diese wird positive Ansprache genannt, wobei der Zuhörer sich entspannt und verschiedenen, positiven Suggestionen zuhört. Die positive Ansprache kann man in verschiedenen Varianten auf YouTube anhören (für die Sparsamen) oder man kauft sich bei Franz Josef Neffe oder Klaus Dieter Ritter für wenig Geld eine CD mit der positiven Ansprache, dann weiß man, dass der Text auch wirklich von einem Könner der Methode richtig gesprochen wurde.

Nachdem die positive Ansprache mindestens einmal angehört wurde, kann man täglich mit der weltberühmten Suggestion „Es geht mir jeden Tag in jeder Hinsicht immer besser und besser" beginnen. Diese Suggestion wirkt in allen Bereichen des Lebens, von Gesundheit bis zur Lebensenergie, Freude aber auch Beziehungen, Beruf und alle Bereiche, die Sie sich nur vorstellen können.

Dabei geht man wie folgt vor:

Wenn Sie morgens aufwachen oder wenn Sie sich abends schlafen legen, sagen Sie sich mit Flüsterstimme, so dass Sie gerade eben noch Ihre Stimme hören können, so zügig wie möglich Ihre Suggestion. Coué beschrieb das Tempo ähnlich dem Tempo beim Beten des Rosenkranzes in der katholischen Kirche. Wer diesen nicht kennt, kann sich am Tempo und Flüstertor von Menschen orientieren, die mit einer Gebetskette in der

Hand ihre Gebete oder Mantras rezitieren. Die Suggestion wird 20 bis 40-mal wiederholt, danach dreht man sich um und schläft, bzw. wenn man nach dem Aufwachen suggeriert hat, ruht man noch bis zum Aufstehen. Bei Bedarf und schweren Erkrankungen kann die Anzahl der Suggestionen deutlich gesteigert werden. Ich selbst kenne einen Herrn, dem Krampfadern im Hoden operiert werden sollten. Diese Krampfadern sind sehr schmerzhaft, aber der Herr wollte damals seine Fruchtbarkeit nicht riskieren, da er eine Familie gründen wollte und sich Kinder wünschte. Also beschloss er einen Versuch mit Autosuggestion. An einem Wochenende, an dem er allein zuhause war, sagte er sich ununterbrochen über Stunden hinweg, dass die Krampfadern verschwunden seien und sein Hoden schmerzfrei und gesund sei. Montagmorgen wachte er auf, die Schmerzen waren weg. Seit diesem Tag hatte er nie mehr wieder Schmerzen im Hoden.

Sie können mit den verschiedensten Suggestionen arbeiten, um Ihre Gesundheit zu stärken. Ich will Ihnen einige bewährte Sätze vorschlagen, mit denen Sie verschiedene Bereiche Ihres Lebens verbessern können.

Zur Stärkung Ihrer Gesundheit und Ihres Immunsystems sind u.a. folgende Suggestionen geeignet:

- *Es geht mir mit jedem Tag in jeder Hinsicht immer besser und besser.*
- *Ich bin stark wie Arnold Schwarzenegger.*

- *Ich strotze nur so vor Kraft und Gesundheit.*
- *Ich bin vollkommen gesund.*
- *Mein Immunsystem ist stark. Es arbeitet immer besser und besser.*
- *Meine Organe arbeiten immer besser und besser.*
- *Wenn Sie einen Menschen kennen, der nur so vor Gesundheit strotzt, sagen Sie sich: Ich bin gesund wie …*

Viele Menschen haben durch den Einfluss der Medien in unserer heutigen Zeit Angst vor Ansteckung. Sie geraten leicht in Panik, fühlen sich unbehaglich in Gegenwart anderer Menschen, sind sogar teilweise gereizt, wenn andere Menschen sich anders benehmen als in den Medien und von Gesundheitsorganisationen empfohlen. Nun, es hat keinen Sinn, sich über andere Menschen aufzuregen und ihnen zu grollen, wenn sie sich nicht so verhalten, wie wir es uns von ihnen wünschen. Wir sollten nicht versuchen, andere Menschen zu unseren Ansichten zu bekehren, genauso wenig wie wir von anderen Menschen bekehrt werden möchten. Vielmehr sollten wir an uns selbst arbeiten, unsere Ängste und Unsicherheiten wahrnehmen und mit Autosuggestion ändern. Folgende Suggestionen sind dafür geeignet unsere Ängste aufzulösen und im Umgang mit anderen Menschen gelassener zu werden:

- *Ich bin mutig.*
- *Ich bin unangreifbar.*
- *Ich bleibe ganz ruhig und frei.*
- *Ich bin unter Menschen ganz ruhig und frei.*
- *Ich bin stets heiter und gelassen.*
- *Meine Nerven sind ganz ruhig.*

Wenn Sie bereits Probleme mit Ihrer Angst haben, können Sie die Suggestionen am Anfang intensivieren und sich mehrmals täglich 30 Minuten lang eine der oberen oder der folgenden Sätze vorsagen:

- *Ich fühle mich mit jedem Atemzug gesünder und gesünder.*
- *Ich fühle mich mit jedem Atemzug sicherer und sicherer.*
- *Ich fühle mich mit jedem Atemzug stärker und stärker.*

Wichtig ist, so früh wie möglich mit der Suggestionsarbeit zu beginnen, da es in einer akuten Situation schwierig ist, kühlen Kopf zu bewahren. Beobachten Sie also im Alltag Ihre Neigungen und Schwächen und arbeiten Sie rechtzeitig daran, bevor Sie selbst oder Ihre Mitmenschen darunter leiden müssen.

Ich wünsche Ihnen mit der Autosuggestion viel Freude und strahlende Gesundheit. Fühlen Sie sich wohler und wohler!

Lesestoff:

Klaus Dieter Ritter: *Das wunderbare Schmerzen weg Buch*, Bea Verlag, 3. Auflage 2009.

Klaus Dieter Ritter: *Die positive Ansprache, die Heilkraft der Gedanken und Worte*, CD, Bea Verlag, 1. Auflage 2004.

Hermann Schmidhauser: *Lebe besser mit Autosuggestion*, Schwabe & Co. AG, Basel, 5. Auflage 1996.

Franz Josef Neffe: *Lebensschlüssel Autosuggestion,* Verlag für Könnerschaft, 2. Auflage 2014.

Franz Josef Neffe: *Suggestive Chefansprache*, Booklet mit CD.

Emil Coué: *Die Selbstbemeisterung durch bewusste Autosuggestion, in modernes Deutsch übertragen und kommentiert von Andreas Nieswandt*, Books on Demand 2013, auch als Ebook erhältlich.

Nachwort

Immunität braucht Training. Ohne frische, vitamin-, enzym- und mineralreiche Ernährung, ohne ausreichende Bewegung und gutes Atmen an frischer Luft wird der Mensch krank. Die schlechte Angewohnheit, die Verantwortung für die Gesundheit abzugeben und darauf zu vertrauen, dass der Arzt oder Therapeut die Schäden, die der Mensch bei sich selbst anrichtet, repariert, führt zu einer Gesellschaft, die trotz steigender Lebenserwartung immer kranker wird. Diabetes Typ II, Bluthochdruck, rheumatische Erkrankungen, massive Schädigungen durch Übergewicht etc. sind von Ausnahmen abgesehen, meist Folge der Lebensweise. Ursächliche Heilung vieler Krankheiten ist nur möglich, wenn der Mensch wieder die Verantwortung für seinen Körper übernimmt und ehrlich seine Lebensweise untersucht.

Wie ernähre ich mich? Schwäche ich meinen Körper durch Alkohol, Nikotin und Süßigkeiten? Bewege ich mich ausreichend an frischer Luft? Nehme ich mir Zeit für meine sozialen Kontakte, Familie und Freunde? Nehme ich mir Zeit für meine Erholung? Hier gilt es, mit sich selber ehrlich zu sein und sich zu bemühen, die schädlichen Gewohnheiten abzustellen und durch nützliche Gewohnheiten zu ersetzen. Gelingt dies und sind die

Schäden der Fehler der Vergangenheit im Körper nicht zu groß, steht einem gesünderen, energievollem Leben kaum mehr etwas im Wege.

In diesem Sinne wünsche ich Ihnen, liebe Leserin und lieber Leser, beste Gesundheit und Freude ein Leben lang.

Hochachtungsvoll

Ihr Andreas Nieswandt

Über den Autor

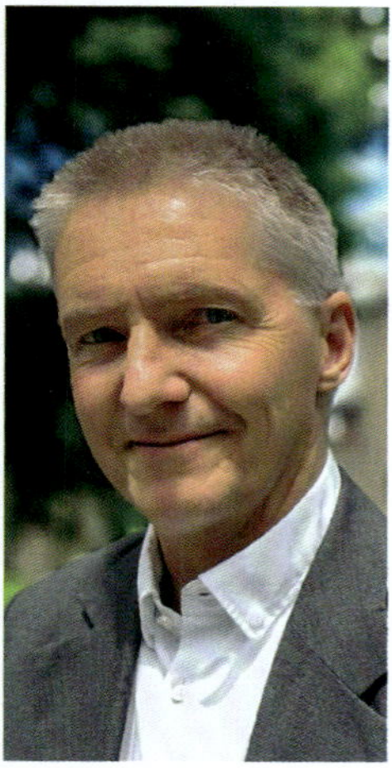

Andreas Nieswandt, Jahrgang 1964, Heilpraktiker, Ingenieur und Buchautor, leitet seit 2004 eine eigene Praxis für Naturheilkunde in Düsseldorf. Seine Intention ist es, Menschen die Vielfalt der Naturheilkunde durch Fernsehinterviews, Artikel und Bücher zugänglich zu machen und so einen Beitrag zum Erhalt und zur Förderung der Gesundheit der Menschen zu leisten.

Naturheilpraxis Andreas Nieswandt
Cannstatterstr. 5, 40593 Düsseldorf
Email: info@praxis-nieswandt.de
www.praxis-nieswandt.de

Aconitum C30 64
Alianthus C6 63
Alnus glutinosa 86
Antivirale Ernährung 115
Arsenicum album C6 64, 65
Artemisia annua 95
Atemtraining 17
Autosuggestion 125

Barium carbonicum C6 63
Belladonna C30 63. 64
Braunwurz (Scrophularia nodosa) 91
Bryonia C30 64

Calcium carbonicum C6 63
Cistus crispus 99
Cistus C6 63, 65
Coronavirus 102

Echinacea 92
Echter Feigenbaum (Ficus carica) 85
Einjähriger Beifuß (Artemisia annua) 95
Eupatorium C6 64

Ficus carica 85

Gelsemium C6 64
Gemmomazerate 84
Grippe-Nosode C30 64

Homöopathie 60
Hundsrose (Rosa canina) 87
Hypericum perforatum 93

Immunkost 108
Ingwer (Zingiber officinal) 96
Johanniskraut (Hypericum perforatum) 93

Kältetraining 48
Kapuzinerkresse (Tropaeolum majus) 98
Komplexmittel-Homöopathie 66

Lachesis C6 65
Leber-, Nieren- und Gallenblasenreinigung 121

Mericurius solubilis C6 63
Mezereum C6 65

Phytolacca C6 63
Propolis 94

Regenaplex 71, 72, 73, 74, 75, 78, 79
Rhus toxicondendron C6 65
Ribes nigrum 84
Rosa canina 87

Schüßler-Salze 52
Schwarze Johannisbeere (Ribes nigrum) 84
Schwarzerle (Alnus glutinosa) 86
Scrophularia nodosa 91
Sonnenhut (Echinacea) 92

Tinkturen 90
Tropaeolum majus 98

Variolinum C30 65

Zingiber officinal 96
Zistrose (Cistus crispus) 99

Seite	Bildnachweis
S. 6	Hintergrund: https://de.123rf.com/profile_photo5963
S. 9	htpps://de.123rf.com/profile_bluebay
S. 10	dreamstime_11675214
S. 13	https://de.123rf.com/profile_drmicrobe
S. 15	Angelina Ströbel / Pixelio.de
S. 16	https://de.123rf.com/profile_rsndetre
S. 18	21652444_ml
S. 20	https://de.123rf.com/profile_sotnichenko
S. 25	https://de.123rf.com/profile_antonioguillem
S. 35	https://de.123rf.com/profile_belchonock
S. 38	https://de.123rf.com/profile_fizkes
S. 43	https://de.123rf.com/profile_lightwave
S. 52	https://de.123rf.com/profile_cynoclub
S. 54	Produktbilder der Firmen DHU und Nestmann
S. 60	Britta Cornelsen / Pixelio.de
S. 63, 65, 71, 73, 75	123rf Nr. 29207286
S. 67	Produktbild der Firma Regenaplex GmbH
S. 79	Britta Cornelsen / Pixelio.de
S. 81	Produktbilder der Firma Phytopharma GmbH
S. 83	Petra Garstenauer, Firma Phytopharma GmbH
S. 84	pixabay, Pezibear
S. 85	https://de.123rf.com/profile_diamant24
S. 86	https://de.123rf.com/profile_bogdanwanko
S. 87	https://pixabay.com/de/users/makamuki0
S. 90	Produktbilder der Firma Phytopharma GmbH
S. 91	Wikipedia
S. 92	Diana Mohr / Pixelio.de
S. 93	https://pixabay.com/de/users/anaterate-2348028/
S. 94	https://de.123rf.com/profile_littledesire
S. 95	https://de.123rf.com/profile_spring75
S. 97	https://pixabay.com/de/users/veronicatoxox-13701527/
S. 98	https://pixabay.com/de/users/barbara808-2692110/
S. 99	https://pixabay.com/de/users/capri23auto-1767157/
S. 108	123rf, Nr. 31963655
S. 110	https://de.123rf.com/profile_Kurhan
S. 115	https://de.123rf.com/profile_mescioglu
S. 116 (oben)	Petra Bork / Pixelio.de
S. 116 (unten)	https://pixabay.com/de/users/hans-2/
S. 117	https://de.123rf.com/profile_martinak
S. 118	Rainer Sturm / Pixelio.de
S. 119	https://pixabay.com/de/users/fernandohiminaicela/
S. 121	Collage aus: https://pixabay.com/de/users/baibaz https://de.123rf.com/profile_serezny https://de.123rf.com/profile_andriigorulko https://pixabay.com/de/users/nolinebrain/
S. 129	dreamstime_2373200

Weitere Titel dieser Serie

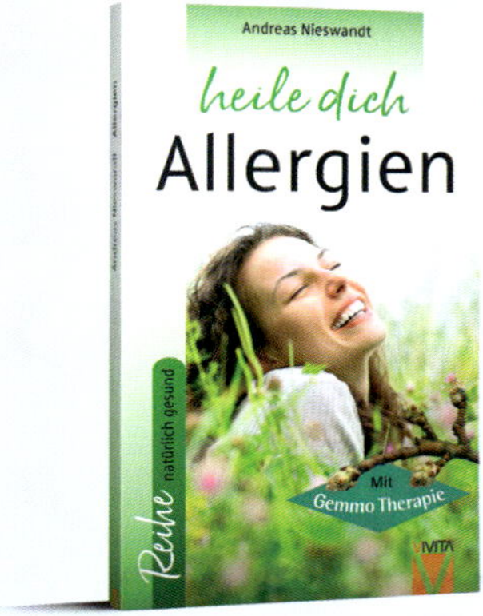

Andreas Nieswandt
Allergien
VIVITA 2020, 1. Aufl. 96 S., 15 €
ISBN 978-3-945181-30-0

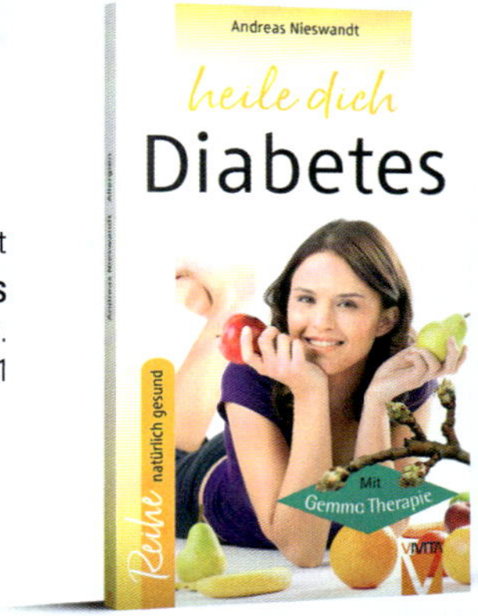

Andreas Nieswandt
Diabetes
VIVITA 2021, 1. Aufl. 128 S.
ISBN 978-3-945181-33-1

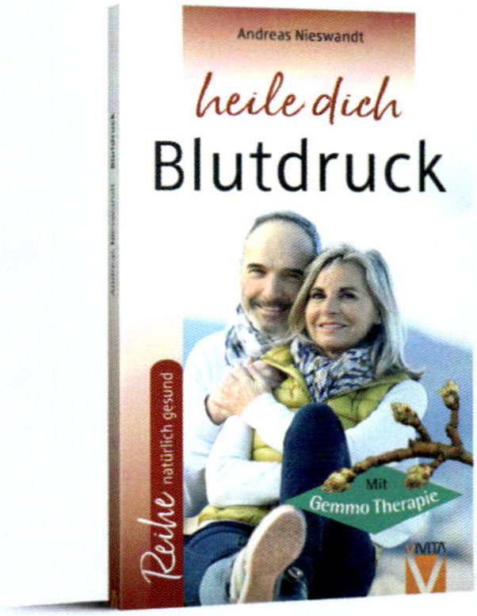

Andreas Nieswandt
Blutdruck
VIVITA 2021, 1. Aufl. 144 S.
ISBN 978-3-945181-31-7

www.vivitaverlag.de